Fertilidad e Infertilidad

Múltiples recetas, suplementos, ejercicios, plantas medicinales y consejos recomendados por el Endocrinólogo

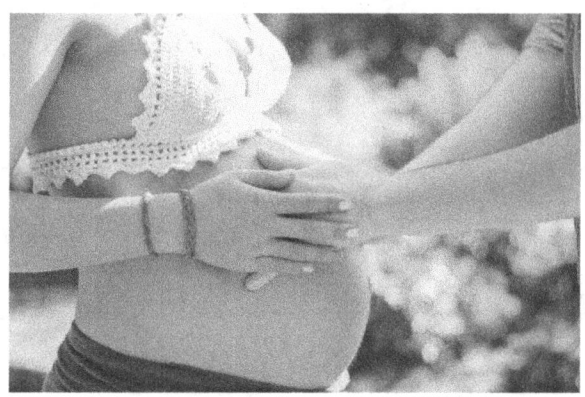

Mario Vega Carbó

Medicina Saludable 2022

A mis familiares originarios de Beniplixcar, España y de Manzanillo, Cuba.

A tío Manuel Carbó Calzada, ingeniero agrónomo y experto en plantas medicinales.

Y en especial a mi papá, Nicolás Vega Carrillo que siempre tiene un buen remedio natural para cada mal.

TABLA DE CONTENIDO

TABLA DE CONTENIDO 3
INTRODUCCIÓN 6
SECCIÓN 1. INFORMACIÓN PARA PRINCIPIANTES 8
CAPÍTULO 1. INFERTILIDAD 9
Infertilidad y esterilidad no son lo mismo 9
¿Cuándo existe un problema de infertilidad? 10
¿Cuándo existe un problema de esterilidad? 11
La infertilidad es más común de lo que podrías llegar a pensar . 12
¿Cuál es el periodo de fertilidad de la mujer? 13
Tratamientos convencionales para la infertilidad 15
¿Cuándo es conveniente hacerse test de fertilidad? 16
Técnicas de reproducción asistida 16
CAPÍTULO 2. RECETAS DE COCINA SALUDABLES 18
El sobrepeso y la fertilidad ¿Cuál es la relación? 19
Efecto del bajo peso en la fertilidad 20
Ingesta de macronutrientes y fertilidad 21
Recomendaciones nutricionales para mejorar la fertilidad 22
Súper-alimentos que potencian la fertilidad 24
¿Qué se debe evitar en una dieta para promover la fertilidad? ... 25
Lácteos y el embarazo, esto es lo que debes saber 26
Recetas saludables para promover la fertilidad 27

CAPITULO 3. REMEDIOS CON PLANTAS MEDICINALES 43
Plantas e infusiones para mejorar la esterilidad en los hombres. 60
CAPÍTULO 4. SUPLEMENTOS VITAMÍNICOS 63
Rol de las vitaminas en la fertilidad 65
El papel de los minerales en la fertilidad 74
CAPÍTULO 5. MEJORES RUTINAS DE EJERCICIOS 81
Sobrepeso, ejercicio y fertilidad 82
El ejercicio y la fecundación in vitro (FIV) 93
El papel del ejercicio en los hombres y su fertilidad 96
CAPÍTULO 6. EDUCACIÓN PARA TRATAR LA INFERTILIDAD 98
Fertilidad y disruptores endocrinos 99
Fertilidad y el tabaquismo 104
Consejos para que la reproducción asistida sea más efectiva ... 106
SECCIÓN 2. NÍVEL AVANZADO 108
Capítulo 7. Conceptos básicos relacionados a la Infertilidad ... 109
Conceptos 109
Proceso normal de la fertilidad 110
Causas más frecuentes de infertilidad 111
Bases del tratamiento médico convencional 119
Capítulo 8. Alimentos para mejorar la fertilidad 120
Consejos generales de nutrición. Qué comer, qué evitar 121
Recetas saludables para la fertilidad 129
Capítulo 9. Remedios con plantas medicinales 142
Capítulo 10. Suplementos 166
Vitaminas del grupo B, regulan los trastornos ovulatorios 167
Vitamina C, el antioxidante que mejora la calidad del esperma 171

Vitamina D, protege los huesos y consigue embarazos 176
Selenio, el antioxidante que protege las células reproductivas. 180
Zinc, combate la infertilidad masculina 184
Capítulo 11. Ejercicios y fertilidad 191
¿Qué dice la ciencia sobre el ejercicio y la fertilidad? 192
Influencia del peso y el ejercicio sobre la reproducción 196
Recomendaciones de ejercicios para la fertilidad 199
Capítulo 12. Educación para tratar la infertilidad 213
Consejos y recomendaciones generales para prevenir la infertilidad 214
Consejos rápidos para mejorar tu fertilidad 218
SECCIÓN 3. LA OPINIÓN DEL EXPERTO 220
Parte 1. Alimentos y suplementos que ayudan a tratar la infertilidad y conseguir embarazos 221
Parte 2. Jugos naturales para combatir la infertilidad 232
Parte 3. Remedios naturales que ayudan a tratar la infertilidad 239
EPÍLOGO 247
REFERENCIAS BIBLIOGRAFICAS 250
Sobre el autor 262
Otros Libros de Endocrinología 265
Presencia online 266

INTRODUCCIÓN

La infertilidad se define como una enfermedad o problema del sistema reproductivo femenino o masculino. Se caracteriza por no conseguir un embarazo después de 12 meses de relaciones sexuales regulares sin uso de ningún método conceptivo, y cuando la mujer ten menos de 35 años, después de los 35 años en la mujer se considera infertilidad a partir de 6 meses.

Es posible que una pareja no pueda contribuir a la concepción, o que, por el contrario, una vez realizada la concepción, la mujer no pueda llevar el embarazo a término.

En los seres humanos el proceso de reproducción es un poco más complejo que el de los animales, a pesar de que fundamentalmente es el mismo. En primer lugar, se debe a que por medio del acto sexual se obtiene placer, además de que controlamos la decisión de haya o no un embarazo y en algunos casos, el deseo de tener un bebé no se cumple en los primeros intentos.

No todas las parejas humanas logran un embarazo en el momento justo que lo desean y esto es motivo de angustia para aquellos que quieren aventurarse en el mundo de la maternidad o paternidad. La preocupación suele incrementarse si su edad sobrepasa cierto número, si no nunca antes han tenido un hijo y si existe una gran presión social en torno a la formación de su familia.

Los problemas de fertilidad y en general, la dificultad para llevar a término un embarazo, son cada vez más común, como verás en las próximas páginas, pero al mismo tiempo hay diversas formas de tratamiento que calman el malestar de las parejas ansiosas.

En este ebook abordaremos la fertilidad masculina y femenina, la forma en que se puede tratar naturalmente y por medio de la medicina tradicional. También encontrarás una guía que muestra cómo tus hábitos y estilo de vida pueden afectar la calidad de tu material genético, dejando como resultado el temido símbolo negativo en las pruebas de embarazo.

Desde luego, esta orientación no reemplaza la atención de un profesional, que es indispensable para lograr que la reproducción asistida sea todo un éxito.

¿Cómo tratar la Infertilidad y conseguir embarazos?

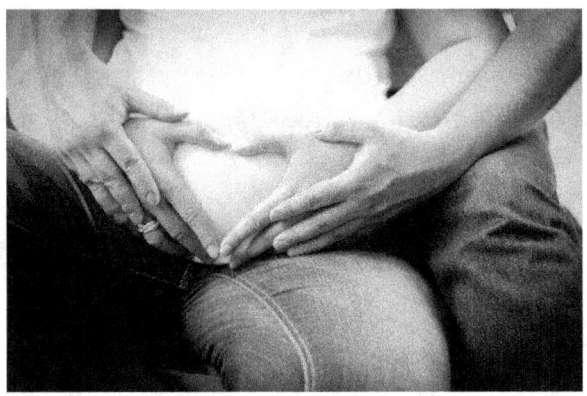

SECCIÓN 1. INFORMACIÓN PARA PRINCIPIANTES

La primera parte de este libro tiene como objetivo presentar los conceptos básicos relacionados a la infertilidad de manera clara y sencilla, comentando también las intervenciones naturales, dietas, suplementos, ejercicios y demás hábitos saludables que pueden ayudar a la pareja a tratar su problema de infertilidad.

CAPÍTULO 1. INFERTILIDAD

Comúnmente, la infertilidad se define como la dificultad de una pareja para lograr y mantener un embarazo. El problema para puede estar vinculado con la capacidad de iniciar una gestación o bien, con la capacidad de llevarla a término.

Podríamos decir que una pareja es infértil cuando llevan un año o más, manteniendo relaciones sexuales sin protección y métodos anticonceptivos de por medio, con la esperanza de concebir un hijo y no ha sido posible.

En estos casos se inician pruebas y exámenes en los dos miembros para determinar cuál es la causa, tratamiento y posible solución, pero la infertilidad es un problema que alude solo al género femenino.

Infertilidad y esterilidad no son lo mismo
La Real Academia Española de la Lengua indica que infertilidad y esterilidad son sinónimos, por lo tanto, aluden al mismo concepto.

De esta manera, la infertilidad y esterilidad, son la incapacidad de una hembra de concebir y la incapacidad del macho de fecundar.

Desde el punto de vista médico cada término hace referencia a una situación diferente, por lo tanto, no son sinónimos, aunque en ambos casos exista una dificultad en la reproducción.

La esterilidad es la incapacidad para concebir un embrión luego de mantener relaciones sexuales para tal fin, es decir, no se logra la fecundación del óvulo y es aquí donde ambos géneros están implicados.

Podría ocurrir que el hombre tiene problemas para eyacular y su esperma no llega al óvulo para fecundarlo o bien que su eyaculación es normal, pero la calidad del semen es muy baja para que haya una fecundación exitosa.

Si una mujer estéril no se produce la ovulación, por lo que, si los espermatozoides realizan todo el camino hacia los ovarios y no hay un óvulo maduro, de igual manera no se puede iniciar la formación de un bebé.

En cambio, la infertilidad es la imposibilidad de lograr la culminación de una gestación y llegar a un parto. En este segundo caso sí es posible que el espermatozoide fecunde el óvulo, pero por algún motivo no se concluye la formación del embrión y eventualmente la del feto.

El tratamiento dependerá del caso, es decir, si la pareja es estéril o infértil. Por esto es necesario hacer una serie de exámenes y revisiones, tanto en el hombre como en la mujer, para orientar el objetivo de la terapia.

¿Cuándo existe un problema de infertilidad?
En medicina se considera que hay un problema de infertilidad cuando se producen tres o más pérdidas gestacionales consecutivas, sin embargo, gracias al dolor emocional y el estrés que esto conlleva se recomienda buscar asesoría luego del segundo embarazo incompleto.

La infertilidad puede clasificarse en dos niveles:

Primaria: Ningún embarazo evoluciona satisfactoriamente y no logra sobrepasar las primeras semanas.

Secundaria: Se consiguen gestaciones normales, pero se producen abortos repentinos cuando ya hay una evolución.

¿Cuándo existe un problema de esterilidad?

Los casos de esterilidad son poco habituales, pero sí existen y normalmente están vinculados a la genética, azoospermia, menopausia y algunas enfermedades.

En general, la esterilidad puede deberse a:

Endometriosis

Síndrome de ovario poliquístico

Problemas de ovulación

Anomalía en el útero

Óvulos de mala calidad

Obstrucciones en las trompas de Falopio

Sobrepeso

Tabaquismo

En los hombres las causas de esterilidad más comunes son:

Problemas de próstata

Obstrucción de conductos del esperma

Alteraciones en la producción del semen, es decir, se produce una cantidad muy baja

Alteraciones en los testículos

Alteraciones en el semen, que puede ser baja movilidad

Problemas de eyaculación precoz

Problemas para mantener una erección

Estrés

Sobrepeso

Tabaquismo

La infertilidad es más común de lo que podrías llegar a pensar

La infertilidad es un problema más común de lo que podrías llegar a pensar, de hecho, de cada 100 parejas, solo 84 de ellas podrán lograr un embarazo naturalmente al cabo de un año, 92 luego de dos años y 93 luego de tres años.

Nada más en Estados Unidos, el entre el 10 y 15% de las parejas no logran tener un hijo, sin embargo, solo el 2% son estériles. El resto de la población eventualmente consigue una gestación exitosa con la ayuda médica necesaria.

Este porcentaje parece elevado para una población relativamente joven y activa, por lo que en el año 2010 se realizó un estudio nacional para determinar la incidencia real del problema y estos fueron los resultados:

El número de mujeres infértiles en Estados Unidos es de 6.7 millones, lo que se corresponde con un 10,9% de la población.

El número de mujeres estériles es de 1,5 millones, lo que se corresponde con un 1,5% de la población.

Más de 7,4 millones de mujeres utilizan servicios de fertilidad asistida en algún momento de su vida.

Cabe destacar que las mujeres que participaron en el estudio tenían una edad comprendida entre los 15 y 44 años de edad y que los servicios de fertilidad asistida se extienden hasta los 55 años en las mujeres.

En España, un estudio presentado en el V Congreso Internacional sobre Medicina Reproductiva, señala que entre el 15% y 17% de la población es infértil, lo que se aproxima a 800.000 parejas en todo el país.

Dicho informe aclara que el 40% de las veces la infertilidad proviene de problemas masculinos, el 40% de las veces a problemas femeninos y el 20% a causas mixtas o desconocidas.

Según los investigadores, la tasa de infertilidad está directamente relacionada con los hábitos de las personas, el sobrepeso, la contaminación ambiental y el tabaco, que parece tener un efecto muy nocivo para ambos géneros.

Lo alarmante es que se espera un aumento en la infertilidad conforme pasen los años y que la fecundación in vitro, inseminación artificial y demás tratamientos serán una herramienta cada vez más usada.

¿Cuál es el periodo de fertilidad de la mujer?

La capacidad reproductiva de ambos géneros está limitada en el tiempo y podríamos decir que alcanza su punto máximo luego de la adolescencia, en los primeros años de la juventud, a partir de entonces descenderá al punto de agotarse.

En las mujeres, el inicio de la vida reproductiva está marcado por la menarquía, o primera menstruación y finaliza con la menopausia, a partir de este momento ya no es posible conseguir un embarazo.

Generalmente, a medida que las mujeres se hacen más adultas el potencial productivo disminuye y se hace más difícil conseguir un embarazo entre 5 y 10 años antes de que llegue la menopausia.

Sucede que las mujeres nacen con los folículos que tendrá disponibles para toda su vida reproductiva, es decir, con una cantidad determinada de posibles óvulos y con el tiempo esta reserva va disminuyendo de forma gradual, hasta los 38 o 39 años, donde la pérdida se acentúa notablemente.

Además, a partir de esta edad la probabilidad de una gestación disminuye por diversas razones:

La cantidad y calidad de los óvulos disminuye, esto hace más difícil la fecundación y el buen desarrollo embrionario.

Aumento de embriones con alteraciones cromosómicas, luego de los 37 años la probabilidad de embriones alterados es de 75 y 80%.

Los embriones alterados aumentan la probabilidad de un aborto espontáneo y fetos con síndromes.

Tratamientos convencionales para la infertilidad

Cuando una pareja determina que tiene problemas para conseguir un embarazo el primer paso es encontrar cuál de las dos partes es la afectada, en el caso de infertilidad, el problema se limita al género femenino y hay varios especialistas que pueden hacer un diagnóstico certero, pero todos trabajan en conjunto en el mismo caso.

Normalmente se hacen exámenes médicos para evaluar la reserva ovárica, sin embargo, esto no es un parámetro determinante para la posibilidad de que quede embarazada. Con este método se puede saber si han comenzado a producirse los cambios relacionados con la edad de forma prematura.

De igual forma, se realizan algunos análisis de hormona folículo-estimulante (FSH), hormona antimulleriana y de estrógeno en la sangre, alrededor del día 2 y 4 de la menstruación.

Los valores altos de estrógeno o FSH indican que la reserva ovárica es baja, sin embargo, no es una regla definitiva ya que hay mujeres con un nivel alto de estas hormonas en el día tres y presentan una reserva ovárica normal.

Algunos doctores incluyen la prueba de provocación de citrato de clomifeno y una evaluación por ecografía para estimar la cantidad de folículos, esta prueba recibe el hombre de "recuento de folículos antrales".

¿Cuándo es conveniente hacerse test de fertilidad?
Los exámenes de fertilidad se recomiendan luego de que una pareja pase más de 12 meses consecutivos buscando sin éxito un embarazo.

En las mujeres con más de 40 años de edad el tiempo de espera para hacerse un examen de fertilidad debe reducirse a seis meses, en estos casos el tiempo es un factor muy importante y cuanto antes se haga el diagnóstico del problema, más rápido se podrá iniciar un tratamiento de reproducción asistida.

El hecho de que una mujer con más de 50 años siga teniendo menstruaciones regulares no quiere decir que siga siendo fértil, en realidad, las gestaciones por encima de los 44 años son infrecuentes y riesgosas para la madre y el bebé.

En comparación con el aparato reproductor masculino, los ovarios tienen una vida fértil muy corta, se podría decir que el periodo fértil de una mujer promedio se sitúa entre la menarquía y los 35 años de edad. A partir de esta edad las probabilidades de un embarazo disminuyen considerablemente.

Técnicas de reproducción asistida
Las técnicas de reproducción asistida son procedimientos médicos en los cuales se facilita o sustituyen los procesos naturales de fecundación, las más conocidas son:

Inseminación artificial: Se realiza directamente en el útero y consiste en colocar una muestra de semen de la pareja o de un donante anónimo, dicha muestra se selecciona previamente en un laboratorio.

Fecundación in vitro: Es una técnica mediante la cual se extraen los óvulos, o se utilizan los óvulos de un donante anónimo para ser fecundados con una muestra de semen de la pareja o un donante. Ambos gametos son previamente estudiadas en el laboratorio.

Por lo general esta técnica tiene mayores tazas de éxito que la inseminación, sobre todo cuando se utiliza la microinyección introcitoplasmática de espermatozoides, esto quiere decir que los espermatozoides llegan directamente al citoplasma el ovocito, por lo tanto, aumentan las probabilidades de éxito y embriones.

CAPÍTULO 2. RECETAS DE COCINA SALUDABLES

La alimentación juega un papel fundamental para mantener la salud general de nuestro cuerpo, incluso los procesos reproductivos pueden verse afectados por aquello que comemos en exceso, o por los alimentos que no ponemos con regularidad en nuestro plato.

Ya lo dice la Organización Mundial de la Salud (OMS), quien invita a todas las parejas que están en la búsqueda de un bebé a mantener una dieta sana y equilibrada para lograr su objetivo, después de todo, si comer bien nos garantiza mantenernos sanos, tiene sentido que nuestra capacidad reproductiva esté influida por este aspecto.

Una dieta desequilibrada, con déficit en ciertos nutrientes e incluso, un peso inadecuado, pueden reducir las reservas de sustancias nutritivas que son necesarias para el correcto funcionamiento de los sistemas reproductivos, tanto en el hombre como en las mujeres.

Es por esto que en las próximas páginas abordaremos todo lo relacionado con la nutrición y la fertilidad, luego conocerás algunas recetas que te ayudarán a aumentar las probabilidades de una respuesta positiva en el test de embarazo.

El sobrepeso y la fertilidad ¿Cuál es la relación?

Si bien la capacidad de concebir en la mayoría de especies está regulada por factores hormonales y genéticos, algunas cosas que comemos o no comemos, pueden influir en nuestro sistema endocrino y esto al mismo tiempo, influye en la fertilidad.

El exceso de grasa corporal puede aumentar los niveles de estrógeno en la sangre y la consecuencia normal es que los ciclos menstruales se vuelvan irregulares y la ovulación impredecible.

De hecho, algunos estudios afirman que, si una mujer con obesidad pierde entre un 5 y 10% de su peso corporal, puede aumentar significativamente las probabilidades de un embarazo y parto natural.

La obesidad también genera una menor respuesta de la persona a los tratamientos de fertilidad y la hace más propensa a abortos espontáneos, por esto se considera la pérdida de peso como una estrategia para mejorar la salud reproductiva de los hombres y mujeres.

Existe una relación importante entre el ovario poliquístico (SOP) y la obesidad. Resulta que las féminas afectadas con este padecimiento tienen un aumento de grasa corporal considerable y más probabilidades de llegar a ser obesas, esto reduce de forma importante su capacidad reproductiva, que ya está condiciona por el síndrome.

Por esto, una parte del tratamiento del SOP consiste en inducir cambios paulatinos pero mantenidos en el estilo de vida la paciente, de manera que una vez que se controle la enfermedad pueda concebir sin llegar a los tratamientos de reproducción asistida.

La obesidad también puede afectar la capacidad reproductiva de un hombre porque induce cambios en las hormonas que dirigen la espermatogénesis y afecta la calidad del semen.

Efecto del bajo peso en la fertilidad

La contraparte de la obesidad es el bajo peso, que tampoco es lo más indicado cuando se espera concebir un hijo. Una mujer con un índice de masa corporal por debajo de lo recomendado puede experimentar una alteración en los ciclos hormonales y como consecuencia padecer de amenorrea, que es la ausencia de la menstruación.

Se considera que una mujer tiene un peso bajo cuando su IMC es inferior a 20kg/m2, sin importar las causas que lo originan, es decir, una enfermedad, estrés crónico, ejercicio intenso o una restricción alimenticia.

La pérdida de peso drástica y repentina induce al cuerpo a una amenorrea temporal y esta situación propicia la infertilidad, se trata de un mecanismo natural del cuerpo, si no hay suficiente energía y nutrientes para un individuo, será difícil mantener a dos.

La situación se revierte una vez que la mujer alcanza el peso y talla saludables, entonces el eje hipotálamo-hipófisis, que es el encargado de producir estrógeno, prolactina y demás hormonas vinculadas con el embarazo, se restaura y regresa a la producción hormonal en niveles normales.

No está muy claro como el peso bajo puede afectar el éxito en las técnicas de producción asistida, sin embargo, se sabe que el índice de masa corporal inferior a 20 tiene una mayor tasa de abortos espontáneos.

Ingesta de macronutrientes y fertilidad

Los macronutrientes son los elementos que normalmente se modifican en cualquier régimen alimenticio, de hecho, muchas veces se piensan que son los responsables en el aumento, pérdida y mantenimiento del peso en cualquier persona.

Los macronutrientes son las sustancias que aportan al cuerpo energía y la capacidad de generar y mantener algunos sistemas en el cuerpo, en otras palabras, son los carbohidratos, proteínas y grasas.

La evidencia disponible actualmente indica que la ingesta de carbohidratos puede condicionar de cierta forma la fertilidad, tanto en hombres como en mujeres. Una ingesta elevada en alimentos con una carga glucémica baja se asocia con una fertilidad mayor porque disminuye los niveles de insulina (1).

El exceso de insulina en las mujeres aumenta la producción de andrógenos, que son hormonas masculinas con la capacidad de inhibir la ovulación, ocasionar menstruaciones irregulares, propiciar la aparición de acné y vello facial excesivo.

En cuanto a las proteínas, un estudio llevado a cabo en el año 2011 demostró que el reemplazo de la proteína de origen animal por proteína de origen vegetal, favoreció la ovulación en la mayoría de las participantes.

De hecho, otro estudio llevado a cabo tres años (2) antes observó que el riesgo de no ovular se reducía más del 50% en las mujeres que seguían dietas donde el 5% de la energía total provenía de proteínas vegetales.

Por último, están las grasas, que cuando están en niveles elevados afectan la salud en general de hombres y mujeres. Un consumo elevado de grasas saturadas disminuye la calidad de los espermatozoides según un estudio clínico sobre fertilidad (3) debido a un incremento en la insensibilidad a la insulina. Lo mismo le sucede al género femenino, quien puede presentar alteraciones en la ovulación.

Las grasas monoinsaturadas, como el omega 3, parecen ser más benéficas para el fin de la reproducción, de hecho, cuando se ingieren con regularidad antes de tratamientos de reproducción asistida, las probabilidades de éxito eran mayores.

Por esto lo investigadores a cargo concluyeron que la suplementación con omega 3 y el consumo de carnes de pescado, puede disminuir la concentración de testosterona en la sangre y mejorar la resistencia a la insulina en mujeres con problemas de fertilidad asociados al SOP.

Recomendaciones nutricionales para mejorar la fertilidad

Hasta el momento hemos visto cómo la alimentación puede afectar la fertilidad, ahora es momento de unir esta información en recomendaciones prácticas que pueda seguir cualquier paciente.

Esta es una parte importante en el tratamiento de cualquier afección, si el paciente no conoce la complejidad de su afección o la conoce, pero no lleva a cabo las acciones adecuadas, su recuperación puede verse afectada notablemente.

Ese es el motivo por el cual no todos los tratamientos parecen funcionar y la causa no es médica, sino personal, se debe a la responsabilidad y a la motivación de la persona por mejorar.

Las recomendaciones nutricionales para mejorar la fertilidad son:

En caso de que exista un problema de sobrepeso u obesidad, se recomienda un programa que facilite la pérdida de grasa gradual y moderada, de esta forma se puede restaurar el equilibrio hormonal sin afectar la ovulación o la calidad del semen.

Mantener una dieta que involucre los tres tipos de macronutrientes en cantidades adecuadas según la demanda energética personal, para esto será necesario consultar con un nutricionista.

Las frutas y verduras deben tener relevancia en el plan alimenticio ya que aportan las vitaminas y minerales suficientes para que se logre y mantenga una gestación.

Es recomendable dar preferencia a la proteína de origen vegetal y a las carnes de pescados ricos en omega 3.

El consumo de bebidas alcohólicas y cafeína debe estar limitado.

No se debe consumir tabaco si esperas concebir un hijo próximamente.

Consume preferiblemente alimentos orgánicos que estén libres de toxinas.

Súper-alimentos que potencian la fertilidad

Hay algunos alimentos que pueden resultar un buen aliado cuando se busca la concepción de un bebé, desde luego, no se trata de una panacea mágica con la cual te convertirás en una persona muy fértil, pero refuerzan tu salud de manera que se facilita el proceso de un embarazo.

Lentejas: Son ricas en hierro y vitamina B, que son sustancias indispensables para evitar la anemia antes y durante el embarazo.

Frutas cítricas: Las frutas cítricas como el limón, naranja y mandarina. Tienen un alto contenido en vitamina C, lo que ayuda a alcalinizar el cuerpo y reforzar el sistema inmunológico, previniendo enfermedades e infecciones.

Salmón salvaje: Es una de las carnes de pescado más ricas en omega 3, que como vimos anteriormente, es una sustancia grasa que favorece el restablecimiento de desequilibrios hormonales.

Piña: La bromelina es una enzima y actualmente se cree que puede favorecer la implantación del embrión en el útero luego de la fecundación.

Aguacate: Es una fuente por excelencia de grasas monoinsaturadas, por lo que ayuda en el control del peso y los niveles de colesterol en la sangre.

Frutos secos: Los frutos secos en general contienen vitaminas B, E, zinc, selenio y magnesio, que son sustancias indispensables en todo el ciclo reproductivo de la mujer.

Semillas calabaza, chía, lino y cáñamo: Son fuentes naturales de omega 3.

Brócoli: Es rico en vitamina C, hierro, ácido fólico y antioxidantes. Ayuda a la prevenir la anemia.

¿Qué se debe evitar en una dieta para promover la fertilidad?

Una dieta para promover la fertilidad también resalta aquellos alimentos que deben limitarse o evitarse con el fin de aumentar las probabilidades de un embarazo. Como norma general, antes, durante y después de una gestación se debe evitar en la medida de lo posible las sustancias químicas tóxicas, como podrían ser los pesticidas, herbicidas y demás productos comunes en la producción agrícola.

En este grupo de alimentos prohibidos se encuentran los alimentos ultraprocesados y la comida rápida, es decir, el azúcar y harinas refinadas, embutidos, edulcorantes, saborizantes y preparaciones ricas en conservantes.

Los pescados ricos en mercurio, las carnes rojas de mala calidad podrían resultar muy perjudiciales para una madre gestante. La alimentación en ocasiones es el medio principal por el cual los humanos se contaminan con disruptores endocrinos, que son sustancias artificiales con la capacidad de replicar el comportamiento de las hormonas, en algunos casos pueden producir alteraciones genéticas.

Por esto, uno de los requisitos para cualquier pareja que desea tener un bebé saludable en su hogar es comenzar a hacer cambios significativos en su alimentación, dando prioridad a los alimentos frescos y ecológicos. Con el tiempo, no solo el hijo esperado tendrá una buena salud, los padres también notarán una gran mejoría en su calidad de vida.

Lácteos y el embarazo, esto es lo que debes saber

La leche es un producto generado durante la maternidad de los ejemplares femeninos de los mamíferos, por lo tanto, está repleto de vitaminas, minerales y sustancias indispensables para la cría –o bebé en el caso de los humanos –pueda superar con éxitos los primeros días fuera del útero y crezca de manera adecuada en los meses siguientes.

Resulta que la leche también puede ayudar a una mujer gestante y a aquella que pronto dará el paso a la maternidad, por lo menos, así lo demostró un estudio titulado "La leche como vehículo de salud en situaciones fisiológicas especiales: mujer gestante" (4).

El queso, yogurt, cuajada y demás productos naturales aportan la energía, calcio, vitamina D, vitamina B y demás sustancias que las madres demandan, por lo tanto, es un alimento que debe incluirse con regularidad en la dieta.

La recomendación de los expertos a cargo de la investigación es que los lácteos a consumir en este periodo deben ser preferiblemente enteros, pero con un bajo contenido en grasa. En caso de que se desee utilizar productos desnatados o semidesnatados entonces deben estar enriquecidos con vitaminas liposolubles y calcio.

La fortificación, a pesar de ser un procedimiento industrial, puede ayudar a una mujer en gestación o en proceso de estarlo, a conseguir los requerimientos nutricionales diarios.

Recetas saludables para promover la fertilidad

Al comienzo de este capítulo aclaramos que no existe un alimento que mágicamente aumente tus niveles de fertilidad, sino que una alimentación balanceada te permite estar lo suficientemente saludable como para lograr una concepción.

Perder y mantener un peso y talla adecuados también juega un papel muy importante a la hora de buscar un embarazo, por lo tanto, es imprescindible que cuides de tu dieta.

A continuación, encontrarás algunas recetas saludables que te ayudarán a preparar tu cuerpo para la maternidad, pero recuerda que solo un nutricionista puede determinar tus verdaderas necesidades y diseñar un plan adecuado.

Receta N°1: Atún salvaje a la plancha con verduras asadas

Ingredientes

2 rodajas de atún salvaje

½ aguacate

1 tomate pequeño

El jugo de una lima o limón

2 cucharadas de salsa de soja

Aceite de oliva virgen extra en cantidad necesaria

1 cucharada de semillas de sésamo negro

Para las verduras asadas:

100 g de brócoli

1 tomates

½ pimiento rojo

1 puñado de tirabeques

Aceite de oliva virgen extra en cantidad necesaria

Sal y pimienta al gusto

Preparación

Lava y seca todas las verduras, de ser posible deja que sequen por sí solas algunos minutos, esto evitará que salpiquen el aceite caliente.

Precalienta el horno a 200°C y mientras tanto coloca un poco de aceite de oliva en una bandeja apta para el calor. Corta el brócoli en tallos pequeños, más o menos del tamaño de un bocado, luego rebana en tomate en trozos gruesos y por último los tirabeques.

Agrega sal y pimienta a las verduras y con la ayuda de un pincel baña las verduras con aceite. Lleva la bandeja al horno durante 30 minutos y espera a que estén tiernas. Es recomendable que cada cierto tiempo le des vueltas para evitar que se quemen en un lado.

Pela el aguacate y corta la pulpa en cuadros, aliña con sal, aceite y el zumo de lima. Reserva.

Calienta una plancha y agrega unas gotas de aceite de oliva, coloca las rodajas de atún previamente lavadas y secas, deja que se cocinen bien por cada lado y retira del fuego. Mientras se cocina baña la carne del pescado con un poco de zumo de lima y salsa de soja.

Saca las verduras del horno y monta un plato colocando las rodajas de tomate, las verduras asadas y decora con el aguacate. Espolvorea las semillas de sésamo.

Receta N°2: Sopa de lentejas con verduras

Ingredientes

1 cebolla morada picada en cubos

1 zanahoria pelada y picada en cubos

2 dientes de ajo

1 cucharadita de comino molido

1 cucharadita de curry en polvo

½ cucharadita de tomillo seco

2 tomates lavados y picados en cubos

1 taza de lentejas

2 tazas de caldo de verduras

1 tazas de agua

½ taza de col verde fresca lavada y picada

2 cucharadas de jugo de limón

1 pizca de pimiento rojo en polvo

Sal y pimienta negra al gusto

Aceite de oliva en cantidad necesaria

Preparación

En una cacerola grande coloca un chorro de aceite de oliva a fuego medio, agrega la cebolla y la zanahoria, cocina durante cinco minutos removiendo constantemente. La cebolla debe adquirir un color traslúcido.

Agrega el ajo, comino, curry y tomillo. Cocina durante un minuto sin dejar de remover. Luego de este tiempo agrega los tomates y cocina por un minuto más.

Por último, agrega las lentejas, el caldo y el agua. Comprueba la sal, añade la pimienta y el pimentón rojo en polvo.

Sube el fuego al máximo para que la preparación alcance la ebullición, coloca una tapa y cocina a fuego lento durante 30 minutos o hasta que las lentejas estén suaves pero que conserven su forma. Si te pasas en la cocción se desaceran.

Coloca dos tazas de la sopa a una licuadora y procesa hasta tener una crema homogénea. Luego agrégalo a la sopa.

Retira la olla del fuego y esparce por encima una cucharada de zumo de limón, comprueba nuevamente la sal y pimienta. Sirve mientras está caliente.

Receta N°3: Sopa de espinacas con papas

Ingredientes

1 taza de espinaca fresca y orgánica

1 taza de papa pelada y picada en cubos

750 ml de agua

1 cucharada de cebolla picada seca o ajo en polvo

½ taza de crema batida espesa

¼ cucharadita de nuez moscada molida

Sal y pimienta al gusto

Preparación

En una cacerola profunda coloca las papas, el agua y la cebolla, deja que hierba y cocina durante 10 minutos a fuego alto, o hasta que las papas ablanden.

Agrega el resto de los ingredientes, incluyendo las espinacas y cocina por un par de minutos. Retira del fuego, permite que repose y traspasa al vaso de una licuadora y procesa hasta obtener una mezcla homogénea. Sirve mientras está caliente, si lo prefieres puedes cocinar durante unos minutos más para que aumente la temperatura y se asiente el sabor.

Receta N°4: Tabouleh de quinoa

Ingredientes

100 gramos de quinoa

500 ml de caldo de verduras y 3 cucharadasadicionales para el aliño

½ pimiento rojo

½ pimiento verde

½ zanahoria

1 cebolla morada pequeña

1 cucharada de vinagre blanco

Aceite de oliva en cantidad necesaria

1 puñado de pasas

3 hojas de menta fresca

Sal al gusto

Preparación

Lava muy bien la quinoa en un chorro de agua fría, utiliza un colador de malla muy fina y frota muy bien los granos para eliminar la saponina, que es una sustancia que le da un sabor amargo y hace que el agua adquiera un color blanquecino.

En una cacerola profunda coloca una cucharada de aceite de oliva y cocina a fuego medio y agrega la quinoa luego de escurrirla para retirar el exceso de agua. Cocina removiendo durante algunos minutos y agrega el caldo de las verduras.

Deja que hierva y reduce el fuego hasta que sea mínimo, cocina durante 15 minutos más y comprueba que ya está bien cocida.

Mientras se cocina la quinoa corta las verduras y saltea durante 5 minutos en un sartén antiadherente con unas gotas de aceite de oliva. Cuando estén listas retira del fuego y reserva.

En un bol o taza pequeña prepara el aliño coloca dos cucharadas de aceite de oliva, el vinagre, las dos cucharadas de caldo, la menta y las pasas. Mezcla todo muy bien hasta que se incorpore.

Una vez que esté lista la quinoa, colócala de nuevo en el colador y pásala por el chorro de agua fría para cortar la cocción. En una fuente coloca la quinoa escurrida, las verduras salteadas y el aliño. Comprueba la sal y sirve.

Receta N°5: Salmón a la naranja con almendras

Ingredientes

1 rodaja de salmón

1 cucharada de mantequilla sin sal

½ cebolla morada pequeña

1 diente de ajo

1 naranja grande

75 gramos de almendras

Sal, pimienta y eneldo al gusto

Preparación

En una cazuela derrite la mantequilla y agrega el ajo triturado, la cebolla y un poco de sal, cocina a fuego medio por algunos minutos.

Cuando la cebolla esté traslúcida agrega las almendras, que deben estar rebanadas. Deja que se cocina hasta que adquieran un tono dorado.

Agrega una cucharadita de harina de trigo y remueve constantemente para que la preparación se tueste. Agrega el jugo de la naranja y deja que alcance la ebullición. Rectifica la sal y pimienta, reserva.

Cuando las almendras con la naranja se enfríen colócalas en una licuadora y procesa hasta que los ingredientes se integren, sin llegar a convertirse en un puré.

En una plancha o sartén antiadherente cocina el salón con unas gotas de aceite. Debes cocinas bien por cada lado, hasta que la carne cambie de color y esté tierna.

Coloca el salón en una cazuela limpia, báñalo con la salsa de naranja y espolvorea con el eneldo. Coloca una tapa y cocina durante cinco minutos para que la carne adquiera todos los sabores. El tiempo de cocción dependerá del grosor del filete de salmón.

Para servir coloca el salmón en su salsa y decora con un poco de ralladura de naranja espolvoreada.

Receta N°6: Ensalada con naranja, queso y pistachos

Ingredientes

50 gramos de escarola

50 gramos de rúcula

2 naranjas

150 gramosqueso de cabra

25 gramos de pistachos

Aceite de oliva en cantidad necesaria

1 cucharada de vinagre de jerez

Sal y pimienta al gusto

Cebollino cortado finamente para decorar (opcional)

Preparación

Lava muy bien la escarola y la rúcula, sécala y córtala en trozos grandes.

Lava y pela la naranja, separa los gajos y córtalos a la mitad. Si lo prefieres puedes retirar la piel blanca que le da un sabor amargo. Extrae el jugo de la mitad de la otra naranja.

Pela y pica los pistachos, de manera que sea más agradable masticarlos en el momento de comer.

Prepara una vinagreta mezclando 2 cucharadas de aceite de oliva, dos cucharadas de zumo de limón, una pizca de sal y el cebollino.

Retira la corteza del queso de cabra y córtalo en trozos. Coloca en tus manos unas gotas de aceite de oliva y haz bolitas pequeñas con el queso, el aceite evitará que se peguen en tus manos. Una vez listas las bolitas rebózalas en los pistachos.

Reparte los ingredientes en un plato y aliña con la vinagreta que preparaste previamente.

Receta N°7: Crema de guisantes

Ingredientes

150 gramos de guisantes

1 patata

1 puerro

15 gramos de mantequilla

50 gramos de gorgonzola

1 rebanadas de pan de hogaza

1 cucharadas de piñones

Aceite de oliva en cantidad necesaria

Perejil picado para decorar (también puede ser cilantro)

Sal y pimienta

Preparación

Lava, pela y corta las papas en rodajas de más o menos 0,5 centímetros de espesor. Limpia los puerros y córtalos en discos.

Aparte corta el pan en daditos y llévalo al horno durante 10 minutos a 180°C para que se tueste. Tuesta los piñones en una sartén a fuego suave.

En una cacerola calienta la mantequilla y antes de que se derrita por completo agrega el puerro, cocina a fuego medio durante 10 minutos. Añade la patata y los guisantes, cúbrelos con una taza de agua y cocina durante 15 minutos, o hasta que todos los ingredientes ablanden.

Una vez cocido deja que enfríe por algunos minutos y transfiere al vaso de una licuadora, agrega un poco de sal y pimienta, tritura hasta obtener una mezcla homogénea.

Sirve la crema caliente junto con el pan, los piñones, el gorgonzola en dados y decora el plato con un chorrito de aceite de oliva.

Receta N°8: Ensalada de fresa y aguacate

Ingredientes

20 gramos de brotes tiernos

2 fresones

8 fresas

4 tomates cherry

¼ de aguacate

1 dátil

El zumo de medio limón

1 naranja pequeña

Aceite de oliva en cantidad necesaria

1 cucharadita de semillas de amapola

Preparación

Exprime el zumo de la naranja y mézclalo con el aceite de oliva, el dátil y una pizca de pimienta negra recién molida. Puedes hacerlo con un tenedor, batiendo enérgicamente o en la licuadora. Debes obtener una mezcla suave, luego agrega las semillas de amapola.

Pela el aguacate, retira la semilla y corta la pulpa en cubos de 2 centímetros. Rocía un poco de zumo de limón por encima para que no se oxide ante de servir.

Lava los tomates, fresones y fresas y pica todo en mitades o cuartos, dependerá de su tamaño.

Monta el plato dividiéndolo imaginariamente en cuatro porciones, en la primera coloca los brotes tiernos, en la segunda los tomates, en la tercera la fresa y los fresones y en la cuarta el aguacate.

Baña la preparación con la vinagreta y decora con pimienta negra y más semillas de amapola.

Receta N°9: Lassi de yogur y mango

Ingredientes

200 g de mango maduro

125 g de yogur natural frío

Cardamomo en polvo (opcional)

Hielo al gusto

Miel (opcional)

Preparación

Lava el mango, retira la concha y retira la pulpa de la semilla, con cuidado corta la pulpa en trozos grandes que deberás meter en la licuadora.

Agrega el yogurt, el hielo y una pizca de cardamomo, también puedes utilizar menta o canela en polvo.

Licúa hasta obtener una mezcla homogénea. Rectifica el sabor dulce y si lo deseas puedes agregar un poco de miel. Sirve en un vaso alto y bebe inmediatamente.

Receta N°10: Crepe de jamón y queso

Ingredientes

250 ml de leche

150 gramos de harina

100 gramos de jamón cocido

100 gramos de queso en lonchas

50 gramos de mantequilla

2 huevos

1 pizca de sal

Preparación

En un bol coloca la leche, la mantequilla derretida y los huevos, luego con la ayuda de un batidor manual o globo, remueve todos los ingredientes hasta que obtengas una mezcla líquida.

Agrega la harina y la sal, remueve enérgicamente. Si la harina está muy compacta puedes pasarla por un colador antes de agregarla a la mezcla líquida, de esta manera evitarás que se formen grumos.

Coloca un poco de mantequilla en un sartén antiadherente y cuando se derrita coloca una porción de la masa, lo ideal es utilizar un cucharón. Extiende la masa por toda la superficie para conseguir una crepa delgada y muy fina.

Cuando comiencen a aparecer agujeros en toda la masa y ya tenga una apariencia compacta, dale la vuelta y deja que se cocine por el otro lado. Luego retira del fuego.

Este procedimiento deberás repetirlo hasta agotar la masa o hacer el número de crepas que deseas. Coloca las lonjas de jamón y queso en el centro de la crema y enrolla, así se arman todas y se colocan en un plato. También, puedes utilizar como relleno queso con vegetales, verduras salteadas, champiñones laminados, pollo desmenuzado y pescado.

CAPITULO 3. REMEDIOS CON PLANTAS MEDICINALES

Los remedios con plantas medicinales podrían ser un complemento para el tratamiento convencional con fármacos de cualquier patología, incluso la fertilidad puede tratarse de manera natural, sin embargo, debes tener en cuenta de que no se trata de una solución definitiva.

La medicina hace algunos cientos de años atrás se fundamentaba en plantas y preparaciones a base de frutas, pero no lograban curar completamente una enfermedad, solo mejorar sus síntomas.

La evolución de los tratamientos con plantas medicinales se dirigió a la creación de fármacos que utilizamos actualmente, que contienen de forma sintética los componentes activos presentes en la naturaleza, la diferencia está en la cantidad y combinación con otras sustancias, es esto lo que convierte a los medicamentos en un gran aliado para la salud.

La cantidad de un componente activo presente en un remedio natural es impredecible, además puede varias de un sitio de producción a otro y de la integridad de la planta, en cambio, los medicamentos están fabricados a partir de fórmulas probadas y determinadas por medio de numerosos ensayos.

En otras palabras, los fármacos se fabrican para tratar un problema puntual de la manera más rápida y eficiente.

A pesar de esto, las plantas medicinales no tienen por qué quejarse a un lado, siempre que se utilicen con moderación y se preste atención a la reacción que tiene en el cuerpo son muy seguros y forman parte de una terapia integral.

En las próximas páginas encontrarás algunos remedios con plantas medicinales que pueden ayudarte a mejorar la fertilidad, también se incluyen algunos remedios dirigidos al género masculino, que no está exento de problemas de esterilidad, sobre todo luego de que se pasa cierta edad.

Remedio N°1: Infusión de Rubus idaeus o frambueso

El *Rubus idaeus*, mejor conocido como frambueso, es una planta recomendada para mejorar la capacidad reproductiva de una mujer porque tiene la capacidad de fortalecer los músculos uterinos.

También se cree que mejora notablemente los niveles de progesterona, que es una de las hormonas vinculadas en el embarazo y la embriogénesis. La planta de frambueso puede ayudarte a prevenir un aborto espontáneo y otras complicaciones vinculadas con la implantación.

El frambueso es un arbusto de la familia de las Rosáceas, puede alcanzar hasta los dos metros de altura, pero por lo general su crecimiento no supera los 60 cm.

Otras propiedades interesantes del frambueso es que sus componentes activos actúan como sedantes, depurativos, cicatrizante, antiinflamatorio y diurético. También se utiliza en la antigüedad para detener la diarrea, calmar el dolor de estómago y las molestias intestinales.

Ingredientes

250 ml de agua

1 cucharadita de hojas de frambueso seco

Preparación

Coloca el agua en una cacerola o tetera y cuando comience a hervir agrega las hojas, deja que se cocine por un par de minutos, retira del fuego y deja que repose por cinco minutos. Antes de beber pasa el líquido por un colador.

Posibles efectos secundarios: Por lo general, el frambueso es un remedio seguro, sin embargo, una dosis alta o una ingesta prolongada puede ocasionar irritación en la mucosa del estómago gracias a los taninos.

También podría generar estreñimiento y acumulación de toxinas en el cuerpo.

Contraindicaciones: Debido a la gran cantidad de taninos presentes en las hojas del frambueso se desaconseja su uso en personas con gastritis o úlcera gastroduodenal porque podría agravar el problema. No debe administrarse a niños ni debe mezclarse con alcohol.

Remedio N°2: Infusión de Trifolium pratense o trébol rojo

El Trifolium pratense, conocido comúnmente como trébol rojo, es una planta con fitoestrógenos que pueden ayudar a las mujeres con desequilibrios hormonales, de aquí que tenga un papel importante en el tratamiento fitoquímico de la fertilidad.

Anteriormente se recetaba en mujeres con obstrucción en las trompas de Falopio y ciclos menstruales irregulares.

También es una fuente importante de vitaminas y minerales como el calcio, comor, magnesio, fósforo, potasio, vitamina C, vitamina B1 y vitamina B3, que interviene en el metabolismo de las grasas y proteínas.

Otra de las aplicaciones del trébol rojo es que se utiliza como antiinflamatorio, antitusígeno, remineralizante, hipolipemiante, calmante y cicatrizante.

Ingredientes

500 ml de agua

1 cucharada de flores de trébol rojo seco

Miel o limón al gusto

Preparación

Coloca el agua en una cacerola o tetera y cuando comience a hervir retírala del fuego, de inmediato coloca las flores de trébol en el agua, coloca una tapa y deja que repose durante cinco minutos.

Luego, pasa el líquido por un colador, agrega el limón o la miel y bebe cuando aún está tibio.

Posibles efectos secundarios: Algunas personas son más sensibles a los componentes activos del trébol rojo, por lo tanto, luego de ingerirlo pueden experimentar náuseas, dolor de cabeza, erupciones cutáneas y sangrado vaginal.

Estos mismos síntomas se presentan cuando se han consumido dosis muy elevadas o se ha mezclado con ciertos medicamentos, como los anticoagulantes, antiplaquetarios, estrógenos y anticonceptivos hormonales orales (la píldora).

Contraindicaciones: Está contraindicado en niños, embarazos y enfermedades relacionadas con el aparato reproductivo femenino, por ejemplo, endometriosis, fibromas uterinos, cánceres de mama, ovarios o útero, trastornos de la función tiroidea. Tampoco se recomienda en hombres con problemas en la próstata.

Remedio N°3: Infusión e urtica dioica u ortiga

La urtica dioica u ortiga, es una planta que crece de forma silvestre en las zonas templadas de México, sin embargo, también se produce con el fin de obtener un medicamento natural.

La planta es de apariencia muy rústica, con pelos o espinas huecas en las puntas, los cuales tiene forma de gancho, cuando estas puntas entran en contacto con la piel se rompen e inyectan acetilcolina y otras sustancias que generan dolor urticante.

Este mecanismo de defensa de la planta solo es molesto, pero inofensivo en las personas que no tienen alergia y no causa el mayor de los daños, es probable que se presente una inflamación leve y enrojecimiento de la parte afectada.

Según un estudio publicado en la revista Cellular and Molecular Biology (5), la planta de ortiga fortalece las paredes uterinas y mejora el funcionamiento de los riñones, además, actúa como un desintoxicante natural para el cuerpo, permitiéndoles deshacerse de sustancias nocivas que dificultad el proceso de la concepción.

Ingredientes

200 ml de agua

1 cucharadita de hojas secas de ortiga

Preparación

Coloca el agua en una cacerola o tetera y antes de que comience a hervir retira del fuego, agrega inmediatamente las hojas y deja que infusiones durante 5 o 10 minutos. Debes tomar un máximo de dos tazas al día y de preferencia, antes de la comida principal.

Contraindicaciones: El consumo de ortiga no se recomienda para personas que sufren de hipotensión, personas que tengan insuficiencia renal o cardiaca porque podría agudizar el problema o interactuar de manera desfavorable con los fármacos utilizados.

No debe ser tomado por mujeres embarazadas porque contiene hormonas que pueden inducir la expulsión del bebé antes de tiempo. Las mujeres en lactancia podrían verse beneficiadas por la ingesta de ortiga porque la carga hormonal favorece la producción de leche materna.

Remedio N°4: Infusión de angelica sinensis o gingseng

El gingseng es una planta medicinal muy utilizada en oriente debido a las propiedades medicinales que contiene y a que sus componentes activos refuerzan el sistema inmunológico, evitando la aparición de enfermedades e infecciones.

En las mujeres, el gingseng puede regular el ciclo menstrual, la ovulación y fortalece los músculos débiles del útero, sin embargo, debe suspenderse en el momento que comienza el sangrado de la menstruación.

Otro de los usos del gingseng es que se emplea para tratar infecciones respiratorias y para regular los niveles de azúcar en personas con diabetes tipo II, para esto se toma después de cada comida.

Ingredientes

250 ml de agua

1 cucharadita de ginseng rallado

Miel de abejas (opcional)

Preparación

Coloca el agua en una cacerola o tetera y cuando comience a hervir agrega una cucharada de la raíz de ginseng rallada, deja que se cocine por un par de minutos, retira del fuego, coloca una tapa y deja que repose por 10 minutos. Luego de este tiempo pasa el líquido por un colador, agrega la miel de abejas y bebe inmediatamente.

Contraindicaciones: No se recomienda tomar ginseng al mismo tiempo que se toman medicamentos para la diabetes porque puede hacer que desciendan los niveles de azúcar de manera alarmante, induciendo a un estado conocido por hipoglucemia.

Tampoco se recomienda en condiciones sensibles donde un desequilibrio hormonal puede afectar la salud, por ejemplo, cáncer de mama, de útero, de ovario, endometriosis o fibromas uterinos.

Las personas que sufren de insomnio deben tomar ginseng en las primeras horas del día con la finalidad de que los componentes activos no interrumpan con el sueño.

Evítese en personas con trastornos mentales como la esquizofrenia, enfermedades autoinmunes como la artritis reumatoide, mujeres embarazadas y en periodo de lactancia porque los componentes activos podrían pasar al bebé por medio de la leche y se desconoce cuáles podrían ser sus efectos.

El ginseng interactúa con los medicamentos de los tratamientos antidepresivos y anticoagulantes, por lo tanto, no se recomienda utilizar este remedio en estos casos.

Remedio N°5: Infusión de Ashwagandha

La Ashwagandha es una planta originaria de la India, pero en la actualidad tiene una gran popularidad debido a sus propiedades y efectos positivos en la salud, de hecho, es común verla en las redes sociales como Instagram.

Otros de sus nombres son bufera o ginseng indio y se cree que en las mujeres puede regular los ciclos hormonales, lo cual ayuda a reestablecer los periodos menstruales irregulares y la fertilidad. También fortalece el útero, facilitando la implantación del embrión luego de los abortos.

Pero el género femenino es el único que obtiene beneficios de la Ashwagandha, en los hombres mejora la calidad de los espermatozoides gracias a los nutrientes y antioxidantes que contiene. En otras palabras, es un remedio perfecto para aquellas parejas que llevan más de un año tratando de conseguir un embarazo.

Ingredientes

250 ml de agua

1 cucharada sopera de Ashwagandha

Preparación

Coloca el agua en una cacerola o tetera y cuando comience a hervir agrega la Ashwagandha, deja que se cocine durante 5 minutos, retira del fuego y permite que repose durante 10 minutos más. Antes de beber pasa el líquido por un colador.

Contraindicaciones: En términos generales, la ashwagandha es una planta bastante segura, sin embargo, en algunas personas puede resultar prejudicial debido a la gran cantidad de alcaloides activos que contiene.

Por esta razón está contraindicado durante el embarazo y periodo de lactancia, en niños menores de 12 años, en personas que sufren de hipertiroidismo, casos de depresión y ansiedad.

Interfiere en la forma en que el cuerpo asimila los medicamentos ansiolíticos y antidepresivos, como el zolpiden, el clonazepan y la sertralina. Tampoco debe mezclarse con somníferos porque aumenta el efecto de somnolencia de manera peligrosa.

Algunas personas con sensibilidad gástrica pueden experimentar irritación en la mucosa estomacal o úlcera gastrointestinal con el uso recurrente de ashwagandha, por lo tanto, deben consultar con su médico antes de iniciar el tratamiento con esta planta medicinal.

Las personas con alergia a las solanáceas deben evitar la ashwagandha para evitar una reacción desfavorable como erupciones, sensación de asfixia, sensibilidad a la luz del sol y enrojecimiento de la piel.

Ten en cuenta que esta planta tiene un alto contenido en hierro, por lo tanto, no debe ser ingerida en personas con hemocromatosis, que es una patología hereditaria donde se produce una absorción excesiva de hierro.

Podría tener un efecto negativo en algunos medicamentos utilizados para la hipertensión y el colesterol alto, por lo tanto, debes consultar con tu médico antes de probar el remedio. Las semillas de ashwagandha contienen cierta toxicidad, por lo que se aconseja evitarlas.

Remedio N°6: Cápsulas de maca peruana

La maca peruana, también conocida como maca o maca andina es un tubérculo que pertenece a la misma familia que los nabos, coles y berros, pero contiene ciertas sustancias que le dan un gran valor en la medicina natural.

Se ha utilizado desde hace siglos para aumentar la vitalidad y la libido en los hombres y mujeres, también se utiliza como energizante natural en casos de fatiga crónica y luego de enfermedades que dejan una sensación de debilidad.

El nombre científico de la maca es *Lepidium meyenii* y se considera un superalimento porque contiene fibra y grasas esenciales, que son las responsables de bridar energía y rigor físico.

Actualmente se puede encontrar la maca en las tiendas naturistas, tiendas virtuales y en algunos supermercados grandes. Se puede tomar en forma de cápsulas, en polvo que se agrega a batidos y jugos de fruta.

También es posible conseguirla en raíces, tanto cruda, como cocida. Existen varios tipos de maca, pero la más consumida es la maca amarilla, luego la roja y por último la negra.

La maca peruana es un potente antídoto natural contra el estrés, además, ayuda a equilibrar la producción de hormonas. Se cree que contiene vitaminas y minerales importantes para el embarazo, por lo que se toma en las semanas previas antes de la concepción para preparar al organismo.

En los hombres la maca tiene la capacidad de aumentar la producción de esperma, prevenir la disfunción eréctil y mejorar la movilidad de los espermatozoides.

Preparación

La dosis recomendad de maca peruana es de 3.000 mg diarios, dividida en 3 dosis que coincidan con el desayuno, almuerzo y cena. El periodo máximo de consumo de estas cápsulas es de 4 meses.

Cabe destacar que las dosis pueden varias de una persona a otra y dependerán de su condición de salud y el objetivo que desean alcanzar, por lo tanto, es recomendable consultar con un médico nutricionista.

También, se puede tomar maca peruana en forma de cápsulas, como acompañante de las comidas y en polvo.

Contraindicaciones: En términos generales la maca es segura para todas las personas siempre y cuando no se consuma en exceso. Por motivos de seguridad no se recomienda en niños menores de 12 años, durante el embarazo o en periodo de lactancia.

Además, no existe evidencia suficiente para demostrar su efecto en personas con antecedentes de algún tipo de enfermedad o cáncer dependiente de estrógenos, como lo son el cáncer de mama o útero.

Remedio N°7: Bebida de Shatavari

El Shatavari, cuyo nombre científico es *Asparagus racemosus*, es una planta medicinal originaria de la India. En este país es muy popular debido a los beneficios que brinda sobre el aparato reproductor femenino, pero también porque puede mejorar muchas molestias estomacales.

Se cree que la Shatavari tiene un efecto afrodisiaco y adaptogénico, que regula el estrés y regula las hormonas, como consecuencia se tiene más regularidad en los ciclos menstruales y de ovulación, en los hombres mejora la calidad de los espermatozoides.

El Shatavari se utiliza en la medicina ayurveda para prevenir enfermedades en el hígado, como los tumores y la insuficiencia. También previene la generación de tumores en la mujer en mamas y sistema reproductor. Fortalece el sistema inmunológico, previniendo enfermedades virales e infecciones y posee efectos antioxidantes.

Ingredientes

250 ml de leche o agua

½ cucharadita de polvo de Shavatari

Preparación

Disuelve el polvo de Shavatari en el agua o leche, también se puede preparar ghee herbal para aprovechar aún más sus cualidades nutricionales.

También se puede tomar en tabletas acompañadas de agua y leche.

Remedio N°8: Infusión de sauzgatillo

El sauzgatillo es un árbol propio del mediterráneo y Asia central, donde se cultiva para aprovechar sus propiedades medicinales desde hace varios siglos.

Las bayas que produce esta planta son las que se utilizan para tratar las anormalidades vinculadas con la reproducción en el género femenino, por ejemplo, la deficiencia en el cuerpo lúteo, el dolor en los senos y las irregularidades menstruales.

Su consumo regular se asocia con un aumento en la producción de la hormona luteinizante, que está implicada en el proceso de producción y liberación de óvulos maduros.

Se ha demostrado que el sauzgatillo inhibe la secreción de prolactina porque se aglutina en los receptores de dopamina, por lo tanto, puede ser un tratamiento efectivo para afecciones hiperprolactinémicas y el síndrome premenstrual.

Ingredientes

250 ml de agua

2 cucharadas de sauzgatillo

Preparación

Coloca el agua en una cacerola y cuando comience a hervir agrega el sauzgatillo, cocina por un par de minutos y retira del fuego. Deja que repose por 5 minutos y bebe inmediatamente.

Lo recomendable es tomar dos infusiones al día por al menos 6 meses.

Además de una infusión también se puede tomar tintura en ayunas a la segunda mitad del ciclo menstrual, de esta manera se estimula la producción de hormonas en los ciclos irregulares y el síndrome pre-menstrual.

Para ello, solo debes tomar 40 gotas de la tintura en ayunas, si esta dosis genera algún efecto secundario o sensación de malestar podrías comenzar con una cantidad menor e ir aumentándola gradualmente.

Efectos secundarios: El sauzgatillo se considera seguro siempre y cuando se tome en las dosis adecuadas. La mayoría de mujeres tolera muy bien los tratamientos con esta planta, de hecho, en un estudio realizado en 551 pacientes solo el 5% de ellas presentaron efectos adversos.

Existen muy pocos casos donde las mujeres que toman sauzgatillo presentan acné, caída del cabello, erupciones cutáneas, vértigo, convulsiones, resequedad en la boca, taquicardia y transpiración, esto se debe a sensibilidad o alergia a los componentes activos.

Debe utilizarse con precaución en mujeres que toman anticonceptivos orales o están sometidas a terapia de reemplazo hormonal porque el sauzgatillo podría interferir en el tratamiento.

De igual forma, las mujeres que toman medicamentos que son agonistas o antagonistas de dopamina, deben consultar con un médico antes de comenzar un tratamiento con esta planta natural. Está contraindicado en pacientes con párkinson y otras enfermedades que afectan el sistema nervioso.

Remedio N°9: Saw Palmetto

El saw palmetto, también conocido como palmito salvaje o *Serenoa repens*, puede ser utilizado tanto en mujeres como en hombres, esto debido a que contiene ácidos grasos y fitoestrógenos que promueven el funcionamiento de los ovarios, especialmente en mujeres con síndrome de ovarios poliquísticos, además de que actúa sobre la producción de espermatozoides y la salud de los testículos en los hombres. Esta planta también resultar muy útil para las parejas que llevan más de un año intentando lograr un embarazo.

¿Cómo se toma?

Los frutos secos o deshidratados para tomar en infusión, una o dos tazas al día, mejor si se asocia a otras plantas. También se puede tomar en cápsulas de 300 o 220 mg, para tomar 3 unidades al día en problemas de próstata o en perlas de gelatina, de extracto concentrado, 100% natural. 2 o 3 diarias.

Los extractos líquidos o lípido-esterólico, se recomiendan en unos 400-600 mg diarios en tres tomas.

Posibles efectos secundarios: El Saw Palmetto puede tener efectos adversos, pero éstos son poco comunes y leves, en el caso de que se produzcan son náuseas, dolor de cabeza, dolor de estómago, constipación, problemas para mantener una erección, sensibilidad en los senos, halitosis, diarrea y vómito.

Contraindicaciones: El Saw Palmetto puede interactuar con algunos fármacos de venta libre como la aspirina, el ibuprofeno y el naproxeno. No se recomienda su consumo con Ginkgo Biloba y ajo ya que hay un alto riesgo de aumentar el sangrado.

Las personas que tienen alguna enfermedad de cualquier tipo, deben consultar con su médico antes de tomar Saw Palmetto.

Plantas e infusiones para mejorar la esterilidad en los hombres

Recordemos que la infertilidad es una condición del género femenino porque es la incapacidad de llevar un embarazo a término, en otras palabras, existe la fecundación del óvulo y posiblemente el desarrollo del embrión hasta cierto punto, pero el embarazo no continúa.

En los hombres los problemas para engendrar se asocian a una dificultad para fecundar el óvulo, ya sea porque la calidad de los espermatozoides es mala o hay un número reducido en la producción de este gameto.

A continuación, encontrarás algunos remedios que podrían ayudar a un hombre a combatir la esterilidad:

Remedio N°1: Turnera difusa u oreganillo

Esta planta es ideal para aumentar el deseo sexual en los hombres, sin embargo, los hombres también pueden tomarla para el mismo fin. Sus componentes esenciales ayudan a recuperar la salud sexual y revertir la eyaculación precoz y la disfunción eréctil, que son dos afecciones que dificultan el proceso de concepción de un bebé.

Remedio N°2: Pausinystalia yohimbe

Se conoce comúnmente como yohimbe y se conoce en varias partes del mundo por ser un afrodisiaco natural. También, restaura la circulación sanguínea en los órganos reproductivos, por lo que también alivia la disfunsión eréctil y mejora el deseo sexual.

Remedio N°3: Schisandra chinensis o baya de los cinco sabores

Es un remedio natural muy utilizado en la medicina china para incrementar la producción de esperma, mejorar la salud de los testículos y los riñones. Las bayas se consumen crudas, cocidas, deshidratadas o en infusión.

Remedio N°4: Tribulus terrestris o abrojo

Tiene la capacidad de mejorar el conteo y la calidad de los espermatozoides, también se utiliza para el tratamiento de la disfunción eréctil. Se puede consumir en té, infusión o cápsulas. Plantas e infusiones para mejorar el aparato reproductor en ambos géneros

Remedio N°5: Regaliz

Es una planta que se utiliza para desintoxicar el hígado, reparar las células del sistema inmunológico y regular la producción de las hormonas. También regula los niveles de azúcar en la sangre, fortalece el revestimiento del piso uterino y previene la inflamación.

CAPÍTULO 4. SUPLEMENTOS VITAMÍNICOS

Las vitaminas y minerales son micronutrientes muy importantes en la función celular porque están implicadas en diversos procesos, sin los cuales sería prácticamente imposible mantener a un organismo vivo, por ejemplo, el movimiento muscular y el trabajo del sistema inmunológico.

A diferencia de los minerales, las vitaminas son sustancias orgánicas, en cambio, los minerales son inorgánicos, sin embargo, ambos están presentes en cantidades muy pequeñas en los alimentos comunes y se introducen en nuestro cuerpo cada vez que comemos.

No se necesitan grandes cantidades de vitaminas y minerales para que una persona esté saludable, pero sí debe mantener una dieta variada de manera que pueda obtener todas las sustancias que necesita.

Cuando esto no ocurre, es decir, la persona no consume cantidades suficientes de vitaminas y minerales, se dice que tiene un déficit o carencia y cuando el nivel de cualquiera de estas sustancias es muy alto se dice que hay un exceso o que la persona está atravesando una hipervitaminosis.

Las dos condiciones descritas anteriormente no son las ideales. Nuestro cuerpo –y en realidad el de todos los individuos– funciona bajo un delicado equilibrio bioquímico, por lo tanto, si se altera el resultado es alguna patología o intoxicación.

Es difícil que por medio de la alimentación se llegue a una hipervitaminosis, tendría que comer kilos enteros de una misma fruta para obtener la cantidad de sustancia presente en los comprimidos, además, tu cuerpo activaría algún mecanismo de defensa para eliminar los químicos en exceso, por ejemplo, la micción, el vómito o la diarrea.

Así pues, la única forma de llegar a una hipervitaminosis es por medio de los suplementos y comprimidos comerciales, que solo se recetan en caso de que exista una carencia y deben estar supervisados por un profesional.

Las vitaminas y minerales son de venta libre, pero esto no quiere decir que sean totalmente seguros si se toman en exceso. Si crees que tienes un déficit deberás consultar con un médico profesional, quien te hará algunos exámenes de laboratorio para determinar cuáles son tus verdaderas necesidades.

Para mantener la salud, tu cuerpo requiere de 13 vitaminas, que son, las vitaminas A, C, D, E, K, además de tiamina (B1), riboflavina (B2), niacina (B3), ácido pantoténico (B5), piridoxina (B6), biotina (B8), ácido fólico (B9) y cianocobalamina (B12), que son las vitaminas del complejo B.

En la mayoría de personas, todas estas sustancias se obtienen por medio de una dieta balanceada y variada, de hecho, esto es la forma más natural de suplir las necesidades del cuerpo a menos de que se presente alguna patología que impida este proceso naturalmente o se tome algún medicamento.

En personas con regímenes especiales, por ejemplo, los veganos o vegetarianos, en algunas ocasiones es necesario utilizar un suplemento alimenticio debido a las restricciones realizadas en la dieta.

Rol de las vitaminas en la fertilidad

Si las vitaminas y los minerales son sustancias indispensables para el óptimo funcionamiento del organismo, no es de extrañar que también estén involucradas en la fertilidad.

De hecho, algunas vitaminas contribuyen en la formación de gametos, es decir, óvulos y espermatozoides, también están implicadas en la formación del embrión y en su correcto desarrollo.

El cuerpo de una mujer en gestación aumenta su demanda energética y nutricional, por lo tanto, en estos casos los médicos recomiendan suplementos alimenticios que garanticen que la futura madre puede cubrir sus necesidades y las del bebé en formación.

A continuación, explicamos el papel de algunas vitaminas y minerales en el proceso de concepción y formación de un bebé, esta guía te servirá para comprender mejor tu próxima consulta médica.

Ácido fólico

El ácido fólico, también conocido como folato o vitamina B9, es una sustancia esencial en la síntesis del ADN y ARN, por lo tanto, se recomienda antes y durante las primeras semanas de embarazo.

Los niveles bajos de ácido fólico aumentan el riego de que una mujer tenga alteraciones en la ovulación, padezca de parto prematuro y que el bebé tenga un importante retraso en el crecimiento. También pueden presentarse defectos en el tubo neuronal y problemas cognitivos más adelante.

Según un estudio publicado en el año 2011 (6), no solo las mujeres y el bebé se benefician del consumo regular de folato antes de la concepción, en los hombres esta vitamina tiene la capacidad de aumentar la cantidad de espermatozoides y de mejorar su calidad.

De esta manera, es más probable que lleguen al óvulo para fertilizarlo y que la carga genética aportada sea lo suficientemente buena como para que la gestación pueda llevarse a cabo.

El ácido fólico se encuentra en:

Vegetales de hoja verde, como la espinaca

Frutos secos

Legumbres

Hígado

Vitamina B12 o cianocobalamina

La vitamina B12 o cianocobalamina, ayuda al cuerpo a mantener las neuronas y los glóbulos sanguíneos en estado óptimo, también interviene en la elaboración del ADN de todas las células.

El déficit de vitamina B12 produce un tipo de anemia llamada "anemia megaloblástica", caracterizada por cansancio y debilidad recurrente en las personas afectadas, que pueden ser de ambos géneros.

En cuanto a la fertilidad, la cianocobalamina es necesaria para el correcto desarrollo y funcionamiento de la placenta, disminuye el riesgo de aborto espontáneo y según un análisis reciente, también mejora la calidad espermática.

Algunos alimentos que contienen vitamina B12 son:

Carne roja

Pescado

Lácteos (en menor proporción)

Huevos (en menor proporción)

Vitamina A

La vitamina A está implicada en diversas funciones en todo el cuerpo, por ejemplo, ayuda a mantener saludable la fisiología de la visión, interviene en el crecimiento, actúa como antioxidante y está involucrada en la diferenciación de las células epiteliales.

En un estudio sobre fertilidad (8) se analizó el impacto que podría tener la vitamina D en la producción de gametos y se descubrió que esta sustancia participa en la espermatogénesis, es decir, la formación de espermatozoides, además, protege al óvulo del daño oxidativo y facilita la implantación del embrión en estadio temprano.

Otro ensayo médico descubrió que la vitamina A es de Gran importancia en la placenta, la organogénesis y la embriogénesis, además, el uso de suplementos de betacarotenos en los hombres se asoció con un mayor número, calidad y motilidad de los espermatozoides.

La vitamina A se encuentra en los siguientes alimentos:

Carnes rojas

Hígado de bovino

Hígado de ternera

Hígado de pescado

Carne de cerdo

Yemas de huevo

Leche

Queso y manteca

Vegetales de color rojo, amarillo o verde}

Frutas como el melón y kiwi

Vitamina D

Una de las funciones de la vitamina D en el cuerpo está directamente relacionada con el calcio, esta sustancia facilita la absorción del calcio a nivel intestinal además se encarga de movilizarlo y fijarlo a los huesos, también actúa en su absorción renal.

Los estudios más recientes indican que la vitamina D está implicada en La regulación del sistema inmunológico, pero su efecto en la fertilidad de la mujer es aún más interesante.

La vitamina D está asociada al mantenimiento de la reserva ovárica porque tiene la capacidad de facilitar la síntesis de hormona antimülleriana, esto quiere decir que las mujeres tendrían más óvulos disponibles aun cuando pasen los 30 años de edad si sus niveles de vitamina D son los adecuados.

En el caso de los hombres, tanto el déficit como el exceso de vitamina D puede tener un efecto negativo en la cantidad y en la calidad de los espermatozoides, por lo tanto, la suplementación en el género masculino sólo es recomendable en casos de deficiencia severa o cuando se presenta oligoespermia o astenospermia

En las mujeres los suplementos están recomendados para casos de obesidad, resistencia a la insulina y concentraciones muy bajas de HAM, de esta manera, los tratamientos de reproducción asistida resultan más efectivos.

Existen muy pocos alimentos que contienen vitamina B, por lo general se encuentra en alimentos de origen vegetal, tales como:

Pescados grasos

Huevos

Leche

Carnes rojas

Vitamina C

La vitamina C, también conocida como ácido ascórbico, es una de las vitaminas con más funciones dentro del cuerpo. Actúa como cofactor de por lo menos 8 enzimas diferentes vinculadas al metabolismo de los oligoelementos, refuerza el sistema inmunológico interviene en la acción del sistema nervioso y en la transformación hepática de algunas sustancias por ejemplo los fármacos y carcinógenos además actúa como un potente antioxidante, es decir, evita el daño de los radicales libres a las células.

Es esta función antioxidante lo que resulta particularmente efectivo sobre la fertilidad, porque contrarresta el estrés oxidativo tanto en óvulos como espermatozoides.

En un estudio reciente se demostró que la vitamina c en conjunto con la vitamina e facilita la implantación del óvulo fecundado además estas dos sustancias son necesarias para el desarrollo y función de la placenta.

La vitamina C está presente de forma natural en muchos alimentos:

Aceite de oliva

Frutos secos

Semillas

Frutas cítricas

Melón

Kiwi

Tomate

Coliflor

Repollo

Pimentón

Verduras de hoja verde como la espinaca

Hígado bovino

Vitamina E

Al igual que la vitamina c, la vitamina e actúa como un poderoso antioxidante con la diferencia de que ayudan la estabilización de las membranas celulares en la agregación plaquetaria y modula la actividad de ciertas enzimas. También tiene un efecto regulador del sistema inmune.

La vitamina es facilita la implantación del embrión en el útero, esto reduce el riesgo de aborto espontáneo y el riesgo de que comience el ciclo menstrual y el óvulo fecundado sea reabsorbido, así la posibilidad de mantener el embarazo.

La vitamina e también se encuentra en varios alimentos de origen natural, sin embargo, está más presente en:

Aceite de girasol

Aceite de maíz

Granos de cereales enteros

Verduras de hoja verde

Tejido adiposo de ciertos animales

Omega 3

El Omega 3 es un ácido graso esencial, lo que quiere decir que el cuerpo humano no tiene la capacidad de fabricarlo y debe ser obtenido por medio de la dieta.

Se atribuye al Omega 3 una función antiinflamatoria y antioxidante, además, forma las membranas celulares. Se cree que en las personas con cardiopatías el Omega 3 puede mejorar la salud el sistema circulatorio y el corazón en general, también reduce los niveles de colesterol y triglicéridos en la sangre lo cual previene la aparición de algunas enfermedades crónicas.

La ingesta de Omega 3 en el embarazo se asocia con un menor riesgo de parto prematuro y con menos probabilidades de que los niños tengan bajo peso al nacer, para esto es necesaria la suplementación.

Al mismo tiempo disminuye los casos de depresión posparto de hecho parte del tratamiento en estos casos incluye la suplementación con omega-3.

En los hombres esta sustancia favorece la espermatogénesis y la creación de gametos saludables.

Varios estudios coinciden en que la ingesta de Omega 3 mejora la función cognitiva y neurológica del bebé en gestación, es decir, favorece el desarrollo cerebral y del sistema nervioso.

Los bebés de madres que consumieron omega 3 en el embarazo tienen menos síntomas de resfriados y menos incidencia de infecciones en los primeros meses de vida, así que vale la pena contemplar este suplemento cuando se está planificando una gestación.

El Omega 3 se encuentra en pescados azules, por ejemplo:

Sardinas

Atún

Jurel

Palometa

Caballa

Arenque

Trucha

Salmón

Pez espada

Mariscos

Ostras

Mejillones

Debido a que los pescados y mariscos pueden estar contaminados de pequeñas cantidades de mercurio, se recomienda el uso de complementos y suplementos alimenticios el lugar de carnes de pescado que deben ser restringidas a un máximo de 3 raciones semanales. Recuerda que el mercurio es un elemento químico responsable de muchas mutaciones y problemas en los fetos

La ingesta diaria recomendada de ácidos grasos poliinsaturados omega-3 es de 2 gramos al día para las gestantes durante los seis primeros meses, cantidad que aumenta a entre 2 y 2,5 gramos durante el tercer trimestre de embarazo y la lactancia.

El papel de los minerales en la fertilidad
Los minerales son sustancias nicas presentes en cantidades mínimas en el cuerpo, si son indispensables para el correcto funcionamiento celular. Un aporte adecuado de ciertos minerales puede mejorar la fertilidad y el proceso del embarazo.

De hecho, algunas complicaciones durante la gestación se deben a una carencia en minerales, pero también a un exceso. Así que la clave para la salud de la madre y el bebé en mantener un equilibrio.

Algunos de los minerales involucrados en la fertilidad y el embarazo son:

Calcio

El calcio es uno de los minerales más abundantes en el cuerpo humano, al igual que el fósforo. La estructura de los dientes y los huesos está conformada en cerca de un 99% de calcio, pero también se encuentra en el líquido extracelular y en los músculos debido a que se utiliza en varios procesos.

El calcio permite que los músculos se contraigan, también interviene en la transmisión de información desde los nervios cerebrales al resto del cuerpo, algunas glándulas lo utilizan en la producción de hormonas y enzimas es circula la sangre para ser aprovechado por otros tejidos.

Durante la gestación el calcio tiene un papel importante para la formación de huesos saludables en el bebé, pero también es de Gran importancia en la espermatogénesis y en la motilidad y activación del acrosoma del espermatozoide, esto es indispensable para que se pueda llevar a cabo la fertilización del óvulo.

En la cabeza espermática existe un pequeño depósito denominado acrosoma, aquí se reúnen varias enzimas hidrolíticas que permiten el movimiento y ciertas interacciones químicas que permiten el paso del espermatozoide a través de la zona pelúcida del óvulo. El calcio es una de las sustancias qué activa estás reacciones por lo tanto es importante que se encuentra en cantidades adecuadas.

La fuente principal de calcio en los alimentos son los productos lácteos, también se encuentran los vegetales.

Hierro

El hierro es un micro mineral muy importante para la vida, sin embargo, en comparación con el calcio se encuentra en cantidades mucho más pequeñas. Es fundamental para el transporte de oxígeno en la respiración celular y su carencia genera un tipo de anemia en la cual la persona se siente cansada al más mínimo esfuerzo y tiene cierta dificultad para respirar.

La carencia de hierro es común en las mujeres en edad fértil, algunos autores creen que se debe a la pérdida de sangre ocasionada durante la menstruación en periodos abundantes, pero no hay evidencia suficiente que pueda demostrar este hecho.

Existen dos formas químicas en la que se puede encontrar el hierro en los alimentos, la primera es el hierro hemo y la segunda es hierro no hemo. El hierro hemo proviene de los alimentos de origen animal y se absorbe en el cuerpo humano aproximadamente un cuarto de la cantidad total, en cambio, el hierro no hemo se encuentran los alimentos de origen vegetal y su absorción oscila entre 3 y 8%.

Al igual que la vitamina B12, el hierro interviene en la implantación del embrión en el útero y reduce el riesgo de desarrollar complicaciones en las primeras semanas del embarazo, es indispensable para el desarrollo del sistema nervioso en el feto.

Las fuentes de hierro los alimentos son:

Hígado bovino

Carnes rojas

Pollo

Viseras, como el riñón

Huevos

Cereales enteros

Germen de trigo

Legumbres, como las lentejas

La absorción del hierro en el organismo se facilita con la ingesta de vitamina C, vitamina B6, vitamina B12, calcio, cobre, fósforo y ácido fólico.

Zinc

El zinc se encuentra presente en todas las células del cuerpo, se emplea para fabricar proteínas, ADN y material genético, por lo tanto, es de vital importancia durante el embarazo, la infancia y la niñez. Cualquier cuerpo en formación necesita el zinc para crecer y desarrollarse bien, incluso en la adulta es fundamental para la cicatrización de las heridas y el correcto funcionamiento del sentido del gusto y el olfato.

En la fertilidad el zinc tiene muchas funciones, por general ejemplo, participa en la embriogénesis, en la formación y crecimiento de la placenta, en el desarrollo del sistema nervioso del embrión, en la espermatogénesis y protege a los espermatozoides y óvulos del daño oxidativo.

Cuando un hombre tiene una carencia importante del zinc el funcionamiento de los testículos no es normal, tampoco lo es la síntesis de testosterona y por lo tanto la maduración y la calidad de los espermatozoides es baja.

El zinc está presente en muchos alimentos:

Carnes rojas

Carnes de ave, como el pavo y el pollo

Ostras, que son la mejor fuente de zinc

Mariscos, como el cangrejo y la langosta

Cereales fortificados

Frutos secos

Frijol

Cereales integrales

Productos lácteos

Selenio

El selenio es un nutriente necesario en el cuerpo para diversas funciones, ejemplo, la síntesis de hormonas en la glándula tiroidea, la producción de ADN, el refuerzo del sistema inmunológico y la protección de las células al daño ocasionado por los radicales libres.

El selenio es esencial para la reproducción, porque está implicado en el desarrollo de la placenta y el desarrollo del sistema nervioso en el feto. Esta sustancia es necesaria para la síntesis de la testosterona y posteriormente para la espermatogénesis, de hecho, varios estudios que señalan que la suplementación en los varones mejora la calidad de los gametos. El selenio se encuentra principalmente en los productos de mar, es decir, los mariscos y pescados, pero también está presente en los cereales integrales.

Yodo

El yodo es un mineral presente en algunos alimentos, en la general Fuente principal de yodo es la sal enriquecida. Esta sustancia controla el metabolismo del cuerpo y permite la síntesis de hormonas en la tiroides, deficiencia se produce lo que comúnmente se denomina hipotiroidismo.

El hipotiroidismo es una condición en la que el metabolismo del cuerpo se hace notablemente más lento, la producción de hormonas es muy baja y por lo tanto algunas funciones no se llevan a cabo correctamente, esto se aprecia por una disminución en la frecuencia cardíaca, y en el caso de las mujeres, por ciclos menstruales irregulares.

El hipotiroidismo puede ser una causa de infertilidad, la deficiencia de hierro también se asocia con un aumento de la probabilidad de aborto espontáneo y con malformaciones genéticas.

El yodo durante el embarazo y la infancia temprana permite el desarrollo saludable de los huesos y el cerebro, pero esto es importante la suplementación y una dieta balanceada en mujeres embarazadas y niños pequeños.

CAPÍTULO 5. MEJORES RUTINAS DE EJERCICIOS

Hasta el momento la ciencia sabe que el ejercicio regular puede prevenir algunas enfermedades como la diabetes, síndrome metabólico, hipertensión arterial y además puede mejorar la condición de los pacientes con enfermedades crónicas tales como el lupus y la fibromialgia.

Para nadie es un secreto que uno de los pilares de una vida saludable es la actividad física, sin embargo, muchas personas no saben cómo influye el ejercicio en la fertilidad.

Lo cierto es que hacer una cantidad determinada de actividad física a la semana no te hará una mujer más fértil o un hombre menos estéril, pero si te ayudará a estar saludable en términos generales y esto al mismo tiempo te permite tener una mejor salud reproductiva.

En este capítulo abordaremos como el ejercicio y la actividad física influye sobre la fertilidad, pues, aunque no lo haga de forma directa si tiene algunos beneficios sobre aquellos que en un futuro inmediato quieren ser padres, también puede tener el efecto contrario y desfavorecerla por completo.

En las próximas páginas encontrarás tres secciones diferenciadas en este mismo capítulo, la primera corresponde a la influencia del ejercicio y la obesidad en la fertilidad femenina, la segunda te explica cómo la actividad física influye en las técnicas de reproducción asistida y por último, la tercera parte expone brevemente cómo afecta el ejercicio al género masculino, que si bien no es nuestro objeto de estudio e interés, no debe dejarse de lado por estar implicado en el proceso de fecundación.

Como verás más adelante, la clave para mantener una salud reproductiva vinculada a la actividad física está en la moderación. Ni el ejercicio intenso, ni el sedentarismo son saludables para tu cuerpo en general ni para tus órganos sexuales.

Sobrepeso, ejercicio y fertilidad

La obesidad reduce de manera importante la fertilidad. Aunque la obesidad y la fertilidad Parecen dos agentes separados, en realidad el exceso de peso en una mujer y en un hombre limita de forma importante su capacidad reproductiva.

Se ha demostrado por medio de varios estudios que el riesgo de abortos espontáneos es más elevado en las mujeres obesas y que la tasa de éxito en los tratamientos de infertilidad es inferior En comparación con las mujeres que mantienen un peso saludable a lo largo de toda su vida.

Una de las posibles explicaciones para este fenómeno es que el aumento de grasa favorece la resistencia a la insulina, los niveles altos de insulina al mismo tiempo aumentan la producción de andrógenos en el cuerpo y como resultado el ciclo menstrual y el de ovulación se ven afectados.

Esto explica porque una de las recomendaciones de los ginecólogos y médicos endocrinos a sus pacientes con dificultad para conseguir un embarazo, es que comiencen un plan para bajar de peso.

No es sencillo establecer un peso ideal para todas las mujeres porque este depende de su genética, constitución, cantidad de partos, estatura y actividad física a la cual está acostumbrada, pero en términos generales existe un índice de masa corporal que depende del peso y talla de cada persona.

Se considera que un IMC entre 18.5 y 24.9 es el correcto para el género femenino, cuando está por debajo de estos valores es posible que exista una leve desnutrición y por encima entonces se trata de sobrepeso.

La obesidad y las complicaciones durante el embarazo

La obesidad no sólo afecta la capacidad de una mujer de llegar a un embarazo, también puede traer varias complicaciones durante la gestación que terminen en un aborto espontáneo o en un parto riesgoso.

Algunas de las complicaciones más comunes vinculadas a la obesidad son:

Muerte fetal intrauterina

Diabetes gestacional

Disfunción cardíaca

Dificultad en el parto vaginal

Necesidad de una cesárea

Apnea del sueño

Colesterol alto

Presión arterial alta

Desde luego hay mujeres obesas que tienen un parto natural sin el menor inconveniente, pero representan el porcentaje mínimo de todos los casos. Desde el punto de vista médico, el sobrepeso y un índice de masa corporal elevado son factores muy riesgosos para cualquier gestación.

El ejercicio y la salud reproductiva

Realizar ejercicio con regularidad tiene un efecto positivo en el sistema cardiovascular, el metabolismo, el equilibrio endocrino e incluso nuestro sistema nervioso. También fortalece el corazón, los huesos, los músculos, favorece la pérdida de peso y estabiliza los niveles de azúcar en la sangre.

Sus efectos positivos no se limitan sólo a lo físico, se sabe quelas personas que realizan actividades físicas con constancia tienen un mejor estado de ánimo, menos estrés y más facilidad para conciliar el sueño durante las noches.

Todo esto se puede reducir a una mejor calidad de vida y, por ende, a una salud en general, sin embargo, para fines reproductivos la actividad física de alta intensidad no es tan benéfica como se podría llegar a pensar.

Para que el ejercicio sea un aliado en la salud de cualquier hombre o mujer, como la recomendación es que haga entre

3 y 5 sesiones a la semana, donde involucre ejercicios cardiovasculares, de flexibilidad y fuerza.

Hacer ejercicio de forma intensiva, genera un mayor gasto energético y una mayor demanda de hormonas, esta situación muchas veces conduce a una amenorrea, qué es la falta de la menstruación, si no hay menstruación no hay ovulación y por lo tanto un embarazo no puede ser viable.

Así pues, las deportistas de élite y aquellas que comienzan un plan de ejercicio intenso por primera vez pueden experimentar varias irregularidades en su ciclo menstrual, aquí se incluye a las niñas deportistas que tardan más tiempo en alcanzar la pubertad y una vez alcanzada presentan varias irregularidades en su desarrollo.

Esto indica que el ejercicio intenso tampoco es favorable para que ellas mujeres con problemas de fertilidad, así que el HIIT y el tabata, no son las mejores opciones en estos casos.

No es tan sencillo medir como la actividad física intensa repercute en la calidad de los óvulos, pero si es posible saber cuál es su influencia en el ADN masculino por medio de un examen de fragmentación de espermatozoides.

Cuando los deportistas de élite se preparan para un maratón, o cualquier otra actividad muy demandante aumentan los radicales libres y factores oxidativos que dañan la calidad espermática. De igual forma el calor constante en el área de la entrepierna afecta la calidad del material genético producido, y aquí se incluyen las personas que no realizan actividades físicas, pero que, si pasan varias horas al día sentados, por ejemplo, taxistas y camioneros.

Entonces, ¿Cuánto ejercicio debe hacer una mujer que quiere quedar embarazada?

Según los especialistas en la salud reproductiva la frecuencia y la intensidad de actividad física en mujeres con dificultad para lograr un embarazo, debe ser la misma de aquellas personas que sólo buscan mantenerse saludables.

Esto quiere decir quién la cantidad mínima diaria para el ejercicio es de 30 minutos y como máximo una hora. La cantidad de veces a la semana no debe ser superior a los 5 días y deben existir 48 horas consecutivas de recuperación.

En otras palabras, las recomendaciones son aproximadamente 130 minutos de ejercicio ala semana, de actividad aeróbica moderada y actividad anaeróbica o de fuerza, siempre respetando y obedeciendo la capacidad del cuerpo y la condición física de cada quien.

Aquellas mujeres con obesidad o sobrepeso pueden someterse a una rutina más exigente y una vez que alcance su peso y talla ideal para una gestación, entonces deberían reducir la cantidad de ejercicios realizada con el fin de no perturbar los niveles hormonales ni la ingesta calórica.

Comienza de forma gradual

Si nunca antes has realizado actividad física, el paso de la vida sedentaria a una vida muy activa en la que está involucrado el ejercicio extremo, no más recomendado si quieres lograr un embarazo.

Es posible que logres una pérdida de peso importante de esta manera sin embargo aparecerán algunos trastornos como la amenorrea ausencia de menstruación. La falta de calorías, un índice de grasa corporal insuficiente y los bajos niveles de glucosa en la sangre influyen de manera negativa en la producción de hormonas como la insulina y la leptina, que puede provocar que la ovulación desaparezca.

Por otra parte, diversos estudios han demostrado que el consumo de esteroides anabolizantes en los hombres mientras realizan ejercicio físico reduce los niveles de testosterona, el tamaño de los testículos y el número de espermatozoides.

Así pues, la actividad física es fundamental antes de iniciar un tratamiento de fertilidad o de lograr un embarazo natural, pero lo más, pero lo más importante el que sea un cambio gradual que se pueda mantener, además, en el tiempo.

Ejercicio cardiovascular desde cero

Si ya tienes el hábito de realizar ejercicio y estás en tu talla y peso adecuado, no hay grandes cambios que realizar en tu rutina para que puedas lograr un embarazo, el mayor trabajo deben realizarlo aquellas mujeres acostumbradas a una vida sedentaria.

Para estas personas lo más recomendable es empezar con ejercicio cardiovascular, que también se conoce como ejercicio aeróbico. Este es el tipo de actividad que permite una pérdida de cuada y gradual de peso, además no es tan difícil de realizar y en la mayoría de los casos no requiere equipamiento.

El ejercicio cardiovascular o aeróbico requiere de la respiración y el uso de oxígeno para que sea ejecutado de forma correcta, al mismo tiempo involucra la mayoría de cadenas musculares del cuerpo y se realiza por sesiones largas que van desde los 20 minutos hasta una hora.

De esta manera, los ejercicios cardiovasculares son aquellos que permiten elevar la frecuencia cardíaca a un nivel en el que aún puedes hablar, pero no mantener una conversación. Otra característica fundamental en este tipo de actividad es la transpiración, que tiende a ser mayor que los ejercicios de fuerza y flexibilidad.

Los ejercicios cardiovasculares más comunes son la caminata, el trote, el ciclismo y la natación. También hay otras actividades que se consideran aeróbicas siempre y cuando se realicen en un periodo de tiempo considerablemente largo y exijan un trabajo muscular y respiratorio, por ejemplo, jugar con los niños, hacer jardinería, subir y bajar escaleras, hacer la limpieza del hogar y pasear al perro.

Cuando se trata de acostumbrarse a la actividad física cualquier movimiento es bueno, por sencillo que parezca al principio, la clave es la constancia y aumentar la dificultad de manera gradual.

Un programa de ejercicio cardiovascular tradicional Inicia con una preparación de 5 a 10 minutos, que también se denomina precalentamiento e incluye movimientos suaves para condicionar los músculos, articulaciones y comenzar a elevar la frecuencia cardíaca.

Luego de esta primera fase se realizan 30 minutos consecutivos de actividad, comenzando de forma gradual hasta alcanzar un punto de resistencia máxima o frecuencia cardiaca de entrenamiento, para luego comenzar a descender.

La frecuencia máxima de entrenamiento es un valor relativo en cada persona que dependerá de su condición física, género y edad.

La siguiente tabla muestra una referencia de cómo es la frecuencia máxima de entrenamiento en las mujeres promedio.

FRECUENCIA CARDÍACA DE ENTRENAMIENTO SEGÚN LA EDAD

EDAD (años)	Baja (50%)	Alta (75%)
20	100	150
25	98	146
30	95	143
35	93	139

40	90	135
45	88	131
50	85	128
55	83	124
60	80	120
65	78	116
70	75	113

(Latidos por minuto y % de la frecuencia cardíaca máxima)

Ten en cuenta que algunos medicamentos, como los betabloqueantes utilizados para regular la presión arterial pueden dificultar a una persona alcanzar la frecuencia cardiaca de entrenamiento, por lo tanto, debes informarlo a tu entrenador en caso de tener uno.

Con el tiempo y la constancia la frecuencia máxima se eleva esto quiere decir que el cuerpo se ha acostumbrado al ejercicio y que ya no necesita del mismo esfuerzo y energía iniciales para completar la actividad.

Tener en cuenta el valor de la frecuencia máxima te ayudará a determinar la condición inicial con la que empiezas un programa de ejercicios, también es una forma de llevar un registro de tus avances y de medir los objetivos que quieres alcanzar.

Cuando realizas una actividad cardiovascular en función de la frecuencia máxima, se dice que estás en tu zona de entrenamiento y tienes más probabilidades de completar toda la sesión sin caer en la fatiga y la sobreexigencia.

Para determinar tu zona de entrenamiento deberás tomar el pulso varias veces mientras realizas ejercicio, esto puedes hacerlo en dos partes de tu cuerpo, la primera es en la base del pulgar, que se mina pulso radial o en un lado de tu cuello, que nómina pulso carotideo.

Una vez que localices las leves pulsaciones, coloca tu dedo índice y medio sobre la piel y cuenta el número de latidos en un intervalo de tiempo de 10 segundos, luego multiplica esta cifra por 6, te dará el número de latidos por minuto.

Por ejemplo, sí contaste 18 latidos durante los 10 minutos tu frecuencia cardíaca es de 108 latidos por minuto.

Ejercicios de fortalecimiento o de fuerza

Los ejercicios de fortalecimiento, o de fuerza, son aquellas actividades que giran en torno a la resistencia muscular. En términos generales este tipo de ejercicios fortalecen los músculos, los huesos y acelera el metabolismo, de manera que la quema de calorías en reposo es superior en comparación con las personas sedentarias.

La recomendación para un estilo de vida saludable, es realizar ejercicios de fuerza entre dos y tres veces a la semana, siempre comenzando por un precalentamiento que abarque entre 5 y 10 minutos, este mismo tiempo debe dedicarse al final de la práctica para descansar los músculos y permitir su relajación, esta fase denomina "llamada a la calma".

Al principio el peso que debes utilizar debe ser uno con el que te sientas cómoda y el número de repeticiones no debe ser superior a 15. Cuando estas dos condiciones no representen para ti un gran esfuerzo entonces será momento de aumentar la carga.

Asegúrate de mantener un entrenamiento integral a lo largo de la semana donde trabajes los músculos de las piernas, brazos, pecho, espalda y abdomen. Movimiento debe ser realizado en forma lenta y controlada.

Es importante que no contengas la respiración mientras realizas los ejercicios, por el contrario, debes acompasar la respiración a los movimientos, inhalando al levantar el peso y exhalando al bajarlo.

El deporte y la menstruación

Aunque algunas mujeres experimentan dolor intenso, fatiga e irritabilidad durante la menstruación y los días previos, otras en realidad sienten alivio cuando hacen ejercicio físico.

No se sabe exactamente porque la actividad física puede disminuir el síndrome premenstrual, pero se cree qué se debe la liberación de endorfinas hubo hormonas de la felicidad, que mejor estado de ánimo en general y otorgan una sensación de bienestar.

El cansancio derivado de la demanda energética también facilita la conciliación del sueño y mejor al descanso.

De igual forma, está implicada la liberación de estrés, tensión y que la actividad física en si resulta una distracción que lleva la mente a concentrarse en una cosa distinta del dolor.

Los días del sangrado no es recomendable realizar actividades que involucren la inversión del cuerpo, por ejemplo, la gimnasia, tampoco actividades que requieran un esfuerzo adicional de las piernas o la columna, qué son las partes más sensibles y que presentan más dolor ante el descenso de estrógeno.

El ejercicio y la fecundación in vitro (FIV)

La fecundación in vitro es una serie de procedimientos complejos utilizados para la concepción de un bebé. Este es uno de los métodos que tiene mayor tasa de éxito actualmente.

La fecundación in vitro (FIV) consiste básicamente en recolectar óvulos maduros de la madre y fecundarlos con espermatozoides del padre o donante anónimo, una vez que se forma un embrión se implanta en el útero, donde permanecerá por 9 meses, que acabe la gestación.

Por lo general, un ciclo completo de fecundación in vitro toma alrededor de 3 semanas, sin embargo, en algunos casos se requiere de más tiempo y de técnicas más complejas para la obtención de los gametos de los progenitores.

Hay varios aspectos que determinan si la fecundación in vitro tendrá o no éxito, por ejemplo, el estilo de vida, la edad, la alimentación y la genética.

¿Es recomendable la actividad física durante un tratamiento de fecundación in vitro?

En algunas fases de la fecundación in vitro, sobre todo los primeros días después de la transferencia del embrión, la actividad física intensa no está recomendada. Esto dependerá de la condición de cada mujer, pero recomendación es mantener un estado de reposo, al menos por algunos días.

Los pilates, el yoga, correr y las artes marciales no son las actividades propicias para el período de implantación ya que ejercen una presión adicional en el útero y en algunos casos podría ocasionar un aborto.

Los especialistas en esta técnica aconsejan mantener antes, durante y después del embarazo una dieta balanceada y actividades físicas de baja intensidad, caminar, bailar o nadar.Los embarazos de alto riesgo deben ser más precavidos en cuanto a la actividad deportiva seleccionada.

También es necesario que la paciente Presta atención a los cambios ocurridos en su cuerpo, por ejemplo, durante la fase de estimulación ovárica su vientre aumentará de tamaño y esto puede ocasionar algunas molestias. Luego de la implantación es probable que aparezcan náuseas dolor de cabeza y otros síntomas normales del embarazo, qué será necesario que tome algunas medidas preventivas para evitar algún inconveniente en su entrenamiento.

¿Qué beneficios aporta el deporte durante una FIV?

Como venimos diciendo, la práctica del deporte durante un tratamiento de estimulación ovárica es aconsejable ya que aporta una serie de beneficios para la mujer que le puede ayudar a desarrollar un mejor embarazo.

Alguno de los beneficios del deporte durante un proceso de fecundación in vitro es:

Mejora en el equilibrio hormonal

Liberación del estrés acumulado en el período de cambios hormonales y en el mismo proceso de fecundación in vitro

Reduce la ansiedad

Combate el insomnio y la dificultad para dormir por las noches

Favorece el fortalecimiento del cuerpo y su preparación para el parto

El papel del ejercicio en los hombres y su fertilidad

Así como la obesidad resulten un problema para la fertilidad femenina, el sobrepeso y el exceso de grasa también repercute en la esterilidad de un hombre. El exceso de tejido adiposo genera un desequilibrio En los niveles de insulina, que a su vez dificulta la forma en la que el cuerpo asimila la testosterona, como consecuencia la calidad y cantidad de los espermatozoides es menor, al punto que si los espermatozoides no tienen la fuerza suficiente no pueden atravesar la zona pelúcida del óvulo para fecundarlo. De igual forma, podría ocurrir que ni siquiera se acercasen a esta célula.

La actividad física intensa y la fertilidad masculina

Los deportes de alta intensidad producen radicales libres que deterioran la calidad de los espermatozoides con el paso del tiempo, esto no quiere decir que una competencia eventual convierte a un hombre en estéril, pero si la demanda física se mantiene por un período prolongado sí es probable que comience a manifestar algunos problemas.

En algunos deportes como el ciclismo, el varón está sentado en una misma posición por varias horas, además, está generando un incremento de la temperatura y una presión en la región del perineo y su aparato genital. Es por esto que algunos ciclistas cerca de los 30 años tienen problemas para concebir un hijo.

La temperatura y la presión son dos aspectos que afectan la espermatogénesis, al igual que las lesiones, los golpes e infecciones.

Los testículos, que sitio donde se producen los espermatozoides, están por fuera del cuerpo en las bolsas escrotales porque la producción de esta célula sólo se lleva a cabo en un rango estricto de temperatura.

CAPÍTULO 6. EDUCACIÓN PARA TRATAR LA INFERTILIDAD

Hasta el momento hemos visto que la fertilidad y la esterilidad, están influidas por varios factores por ejemplo la edad, la genética, la salud en general, el consumo de medicamentos y algunos hábitos. Estas son algunas cosas que evalúa un médico endocrino y un especialista en fertilidad cuando un paciente comenta que tienes problemas para conseguir un embarazo.

A lo largo de las páginas anteriores exploramos las diversas alternativas para tratar la infertilidad, utilizando remedios naturales con más suplementos vitamínicos, cambios en la dieta y adoptando un estilo de vida más activo. En algunas personas estas medidas darán buenos resultados, sin embargo, algunos otros seguirán sin ver una prueba positiva de embarazo.

En este capítulo abordaremos algunos factores externos la persona que pueden afectar sus probabilidades de concebir un hijo, si bien se trata de elementos del ambiente es posible evitarlos y tratarlos para revertir sus consecuencias negativas.

Fertilidad y disruptores endocrinos

Los disruptores endocrinos son sustancias que están presente en nuestro entorno, en objetos cotidianos e incluso en el ambiente.

Se trata de sustancias químicas artificiales que tienen la capacidad de interferir con la acción hormonal del cuerpo, ya sea impidiendo los mecanismos naturales de síntesis y utilización, cómo mimetizando su efecto y ocupando su lugar en los receptores de los distintos órganos.

Un disruptor endocrino puede actuar de manera similar al estrógeno modificando la regularidad en el ciclo menstrual, también puede interferir en como las células aprovechan la insulina o, por el contrario, es posible que aumente el efecto que tiene una hormona.

Como el proceso de gestación y embarazo están regulados por hormonas y procesos fisiológicos, no es de extrañar que la acción de los disruptores endocrinos pueda generar problemas de fertilidad en las mujeres y de esterilidad en los hombres.

¿Dónde se encuentran los disruptores endocrinos?

Los disruptores endocrinos son un producto de la industria, se generan en procesos de producción, desecho e incluso se integran en la misma materia prima utilizada para producir un producto.

Así pues, la mayoría de elementos que utilizamos a diario contienen pequeñas cantidades de disruptores endocrinos, que con el paso del tiempo se acumulan hasta llegar a una cantidad qué puede afectar la salud.

Algunos ejemplos de directores endocrinos comunes son:

Bisfenol A: qué se utiliza para fabricar biberones botellas de refresco o agua y envases para alimentos.

Sustancias de uso agropecuario: Plaguicidas, herbicidas e insecticidas.

Parabenos: qué se utilizan ampliamente en la industria cosmética para alargar la vida útil de los productos.

Polibromodifenil éteres: es un ingrediente fundamental en la fabricación de textiles y algunos equipos electrónicos.

Triclosan: qué es un poderoso antiséptico y también juega un papel importante en la cosmética.

Sustancias perfluoradas: se emplean en la fabricación de ropa, papel, plásticos y pesticidas.

¿Cómo nos afectan los disruptores endocrinos?

Una de los principales problemas con los 10 rectores endocrinos, es que es prácticamente evitarlos al llevar una vida normal, si observas tu entorno y el de las demás personas descubrirás que básicamente no hay un sitio en donde no hayan llegado estás sustancias.

En vista de este problema, algunos países han restringido el uso de muchas de estas sustancias para objetos cotidianos, además, también han empleado una normativa rigurosa para la eliminación de desechos en las Industrias.

Efectos nocivos con más relevancia sobre la salud humana se asocian con enfermedades crónicas, tales como el párkinson, diabetes mellitus, obesidad, distintos tipos de cáncer, enfermedades cardiovasculares y cambios en la edad en la que se alcanza la pubertad y la menopausia.

¿Afectan los disruptores endocrinos a la fertilidad?

Los disruptores endocrinos se absorben por las vías respiratorias, con la ingesta de agua o alimentos contaminados e incluso cuando entran en contacto con la piel, tal como es el caso de los parabenos.

Sus efectos sobre la fertilidad y la salud en general dependen de las dosis y del tiempo de exposición que ha tenido la persona, teniendo en cuenta que en los objetos cotidianos están presentes en pequeñas cantidades, el efecto tarda años en manifestarse y en algunos casos no se evidencia ningún síntoma.

En el caso de la fertilidad, los disruptores endocrinos tienen la capacidad de atravesar la placenta y de desplazarse por medio de la leche materna, así que inevitablemente las sustancias de las que se exponga la madre serán recibidas por el bebé.

Estas sustancias también se relacionan con enfermedades graves en el aparato reproductor, como el cáncer de testículo, mamas, ovario, útero y próstata. Aquí también entran algunas enfermedades crónicas que hoy en día son bastante comunes, por ejemplo, endometriosis, síndrome de ovario poliquístico, problemas para concebir en el varón y disfunción eréctil.

Se sabe que los disruptores endocrinos pueden favorecer la pérdida de la reserva ovárica, aumentan el riesgo de aborto espontáneo y disminuyan considerablemente la calidad seminal, tanto por disminuir el número de espermatozoides como por entorpecer su movilidad.

¿Cómo evitamos los efectos de los disruptores endocrinos?

Aunque nos encontremos estas sustancias a diario, lo ideal sería intentar,Aunque la exposición con directores endocrinos es constante y en la mayoría de los casos es capaz de nuestro control, es necesario que tomes algunas medidas para evitarlos en tus decisiones diarias.

Básicamente, cualquier componente artificial de origen no animal contiene sustancias que afectan la salud y en algunos casos no son tan necesarios, es decir, se puede prescindir de ellos para conseguir alternativas más naturales.

Desde luego, consolidar un cambio tan radical en una rutina diaria establecida de años no es sencillo, pero la clave es comenzar a formar pequeños hábitos que en conjunto creen en una realidad mejor.

A continuación, encontrarás algunas recomendaciones para evitar los disruptores endocrinos en tu vida cotidiana:

Evita los envases plásticos para almacenar alimentos, en su lugar utiliza envases de cristal o en última instancia de cartón.

Evita los productos cosméticos que en su elaboración incluyan parabenos o triclosan, puedes descubrir cuál es la composición química de un producto Si lees su etiqueta en la parte de atrás.

Utiliza pinturas ecológicas o por lo menos con una carga disminuida de sustancias químicas.

Da preferencia prendas de ropa fabricada con algodón orgánico y otras fibras naturales.

Toma agua del grifo en lugar de comprar botellas recuerdo qué el plástico contiene sustancias que se transfieren a los alimentos y líquidos que almacenan.

Compra alimentos orgánicos o ecológicos, de preferencia de origen local y no de conserva o enlatados.

Utiliza bolsas de tela en lugar de bolsas plásticas.

Presta atención a las etiquetas de los alimentos, así puede saber qué contiene aquello que estás consumiendo.

Compra muebles fabricados con materiales nobles, como la madera, el cristal o el metal.

Los científicos creen qué algunas sustancias como los flavonoides, la curcumina y algunos antioxidantes pueden disminuir el efecto de los disruptores endocrinos ya que actúan como moduladores de la oxidación de lípidos en el cuerpo.

Esto quiere decir qué para contrarrestar el efecto de los disruptores en tu cuerpo debes aumentar el consumo de alimentos naturales, sobre todo frutas, vegetales y raíces.

Fertilidad y el tabaquismo

Las mujeres nacen con un número limitado de posibles óvulos para toda su vida fértil, estos óvulos maduran una vez al mes y se liberan cerca de la mitad del ciclo menstrual, en otras palabras, la fertilidad de una mujer es finita.

Los componentes químicos de los cigarrillos y el tabaco, incluso el humo producido durante su consumo, contiene nicotina, monóxido de carbono y cianuro, que en altos niveles acelera la pérdida de óvulos.

Se cree que el efecto del tabaco es tan nocivo qué puede reducir hasta 10 años el período fértil de una mujer, manifestándose como una menopausia prematura y una incapacidad anormal de lograr un embarazo.

El cigarrillo también afecta la producción de estrógeno, que es la hormona encargada de la regulación en los procesos hormonales de ovulación, lo cual conlleva a que la liberación del óvulo maduro no se produzca y a un fallo de folículos dentro del ovario.

Se estima que el daño ovárico proveniente de los cigarrillos, tiene cuando el consumo diario está por encima de las 15 unidades. Esto también aumenta drásticamente las probabilidades de anomalías cromosómicas, por ejemplo, el síndrome de Down, aumenta la tasa de aborto espontáneo y embarazos ectópicos.

En comparación con una mujer no fumadora, aquella que fuma o está expuesta al humo del cigarrillo, tiene 30% menos de probabilidades de un embarazo natural.

La nicotina perjudica los resultados del tratamiento de fertilidad

La nicotina no sólo afecta al aparato reproductor femenino, también reduce las probabilidades de éxito en los tratamientos de fertilidad asistida.

Existen diversos estudios que comprueban que uno de los hábitos qué más entorpece la inseminación artificial y la fecundación in vitro, es el tabaquismo. Parece ser que las sustancias provenientes de los cigarrillos no sólo afectan la salud de los óvulos y espermatozoides, también de las hormonas y del útero en general.

Un estudio reciente comprobó que la tasa de éxito en la inseminación artificial era de 44% menos si en la pareja el varón era fumador. Estos resultados eran equiparables con los obtenidos en otras técnicas de reproducción asistida, como la inyección intracitoplasmática de esperma y la fecundación in vitro.

Por lo general, las parejas fumadoras necesitan de dos ciclos de terapia para lograr una gestación y están sujetas a más complicaciones.

Según la American Society for Reproductive Medicine (ASRM), el 13% de casos de infertilidad pueden ser atribuidos directamente al tabaco.

Es importante mencionar, que dejar de fumar es de gran ayuda en el tratamiento de la infertilidad, puesto que la pérdida de la pérdida de la fecundidad asociada con el tabaquismo puede ser revertida en un año.

Consejos para que la reproducción asistida sea más efectiva

Los tratamientos de reproducción asistida están sometidos a un porcentaje de éxito y a un porcentaje de fracaso, para que estos números jueguen a favor del paciente puede tomar algunas acciones.

A continuación, encontrarás algunos consejos que ayudarán a que la reproducción asistida sea más exitosa:

Evita las prácticas intravaginales en casa: Las prácticas de inseminación artificial caseras no tienen altas probabilidades de éxito debido a que el esperma sólo se acerca a la parte interna de la vagina, en cambio, la inseminación artificial en una clínica se realiza directamente en el útero.

Esto garantiza que los espermatozoides no tengan que hacer un largo recorrido en el cual puedan perderse, además, se utiliza un protocolo totalmente antiséptico para evitar la proliferación de algún patógeno y una posible enfermedad.

Programa el tratamiento para los días 11-15 de su ciclo menstrual: Para que la inseminación artificial tenga más probabilidades de éxito, de realizarse entre los días 13 y 15 del ciclo menstrual, que coinciden con los días fértiles.

Medicamentos para la fertilidad: Normalmente, se recurre a estos medicamentos cuando existen problemas de fertilidad o la edad de la mujer supera los 35 años. No obstante, es muy importante que no tomes ningún tipo de medicamento por tu cuenta y que sea un profesional quien indique la dosis y los fármacos a utilizar.

Evita el uso de lubricantes durante el tratamiento: Los lubricantes alteran el equilibrio de la flora bacteriana de la vagina, lo cual favorece la aparición de bacterias y hongos.

La controversia sobre el descanso: Durante una técnica de reproducción asistida debes ser más cuidadosa en tu postura y en no realizar esfuerzos innecesarios, pero debes conservar tu vida normal. Estar en una cama todo el día o tumbada en el sillón no es saludable para tu cuerpo y mente.

Si sientes algunos síntomas molestos, como mareos, dolor de cabeza y náuseas, comunícate con tu doctor lo antes posible y explica el caso. Evita tomar medicamentos por tu cuenta.

¿Cómo tratar la Infertilidad y conseguir embarazos?

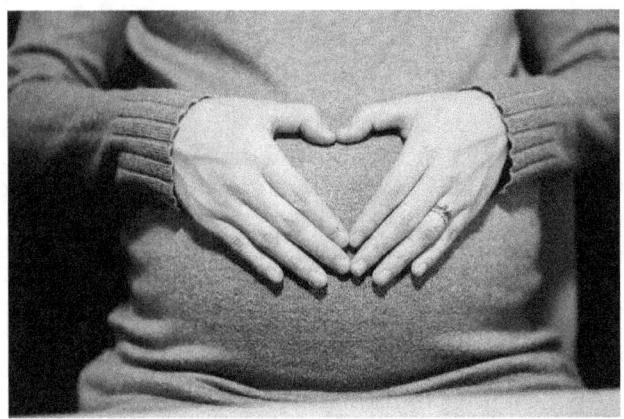

SECCIÓN 2. NÍVEL AVANZADO

En esta sección, discutiremos a fondo los puntos tratados en la primera parte de este libro, presentando estrategias basadas en alimentación saludable, suplementos, ejercicios específicos y remedios naturales que pueden ayudar a tratar las condiciones que llevan a infertilidad en la pareja.

Capítulo 7. Conceptos básicos relacionados a la Infertilidad

Conceptos

Fecundación: es el proceso mediante el cual la célula sexual femenina y masculina se unen posibilitando un embarazo.

Concebir: se define como la fecundación resultada de la unión de un óvulo con un espermatozoide. Básicamente es quedar embarazada.

Óvulo: consiste en las células sexuales femeninas las cuales son producidas y liberadas por los ovarios para la fecundación. A partir de la pubertad, las mujeres desprenden un óvulo cada 28 días aproximadamente. Este puede ser fecundado en un plazo de 24 horas.

Útero: es el órgano reproductor femenino. Este se encuentra ubicado en la pelvis, es decir, entre las caderas. También recibe el nombre de matriz. Este es el lugar en el cual se desarrolla el embarazo permitiendo el crecimiento del bebé.

Espermatozoide: se trata de las células sexuales masculinas responsables de llevar el material genético del hombre. Los espermatozoides penetran la membrana que rodea al óvulo para fertilizarlo. Estos son añadidos al semen antes de que se produzca la eyaculación.

Semen: se trata del fluido blanquecino y espeso que se expulsa del órgano sexual masculino con la eyaculación. Este líquido está conformado por una combinación de secreciones provenientes de la próstata y los testículos principalmente. En el semen se encuentran los espermatozoides.

Proceso normal de la fertilidad

Los óvulos aptos para ser fecundados, son liberados por los ovarios en un proceso conocido como ovulación. Una vez que los óvulos son liberados desde los ovarios, se desplazan a través de las trompas de Falopio hacia el útero. Las trompas de Falopio, son una estructura tubular que conecta los ovarios con el útero.

El útero es un órgano especial que se prepara durante el ciclo menstrual para tener las características adecuadas para la implantación del óvulo fecundado. La implantación uterina es fundamental para llevar a término un embarazo saludable.

Por su parte, los espermatozoides masculinos se producen en los testículos y son liberados en el semen poco antes de la eyaculación. Estos se desplazan desde la vagina hasta el óvulo para fecundarlo.

Una vez que es fecundado un óvulo por un espermatozoide recibe el nombre de cigoto. Este cigoto seguirá desarrollándose hasta convertirse en un bebé completamente formado.

Causas más frecuentes de infertilidad

La infertilidad o esterilidad, no es solo un problema que afecta a las mujeres. De hecho, los hombres también pueden tener problemas de fertilidad y contrario a la creencia popular, tanto los hombres como las mujeres, tienen la misma probabilidad de tener problemas en la fertilidad.

Se estima que alrededor de 1/3 de los casos de infertilidad se atribuye a causas de infertilidad femenina, otro 1/3 es ocasionado por problemas de infertilidad masculino. El 1/3 restante, ocurre por una combinación de infertilidad masculina y femenina o en aquellos casos en los que no se logra determinar la causa de la infertilidad.

Causas de infertilidad en hombre

Los problemas asociados a la producción o a la calidad de semen y esperma son las causas más comunes de infertilidad en el hombre.

Cuando los hombres eyaculan, a través del pene se libera el semen que contiene el líquido seminal y los espermatozoides.

Cualquier condición capaz de afectar las características normales del semen, puede reducir su capacidad de fertilidad.

Algunas de las causas que afectan al semen son:

Bajo recuento de espermatozoides. Se refiere a la producción menor a 15 millones de espermatozoides por eyaculación.

Solo se necesita un espermatozoide para fecundar al óvulo. Sin embargo, se necesitan entre 15 a 39 millones de espermatozoides por ml de eyaculación para conseguir que al menos 1 espermatozoide recorra todo el trayecto y venza los obstáculos desde la vagina hasta el óvulo para que se produzca un embarazo.

Baja movilidad o motilidad de los espermatozoides. Normalmente, los espermatozoides pueden moverse y desplazarse a través del aparato reproductor femenino para fecundar al óvulo.

No obstante, si los espermatozoides tienen una reducida capacidad de movimiento, no podrán desplazarse adecuadamente para alcanzar al óvulo. El resultado es la reducción de las posibilidades de conseguir un embarazo.

Espermatozoides anormales. Se refiere a aquellos espermatozoides que no tienen la forma usual.

La estructura normal del espermatozoide, es lo que le permite tener las características óptimas para unirse al óvulo. También una forma anormal puede implicar problemas de movimiento.

La forma normal de los espermatozoides puede verse alterada debido a diversas causas. A continuación, conoceremos algunas de ellas:

Desequilibrio hormonal. Por ejemplo, causado por hipogonadismo. Ocasiona también menor nivel de testosterona.

Sobrecalentamiento testicular. Condiciones como testículos no descendidos, varicocele o la presencia de venas varicosas en el escroto, pueden sobrecalentar demasiado a los testículos. Los espermatozoides se producen en los testículos, pero estos son muy sensibles a las altas temperaturas y el resultado puede ser anormalidad en la forma de los espermatozoides. También es posible que ocurra este sobrecalentamiento por el uso excesivo de saunas, jacuzzis, ropa ajustada o trabajar en ambientes muy calurosos.

Trastornos de la eyaculación. Por ejemplo, que los conductos eyectores estén bloqueados.

Otros problemas médicos. Una infección en los testículos, una cirugía o cáncer, puede ser capaz de alterar la forma normal de los espermatozoides y reducir la fertilidad.

Otras causas y factores de riesgo de infertilidad en hombres:

Paperas.

Alteraciones genéticas.

Hipospadias.

Radioterapia.

Fibrosis quística.

Condiciones médicas: diabetes, enfermedad tiroidea, anemia, síndrome de Cushing.

Uso de medicamentos: los siguientes podrían aumentar el riesgo de los hombres a desarrollar problemas de fertilidad: Sulfasalazina., quimioterápicos, esteroides anabólicos, drogas de abuso (especialmente marihuana y cocaína), bloqueadores de canales de calcio, antidepresivos tricíclicos.

Alcoholismo.

Sobrepeso u obesidad.

Edad mayor de 40 años.

Exposición a pesticidas.

Estrés mental.

Causas de infertilidad en mujeres

Existen varias causas por las cuales una mujer puede tener problemas para conseguir un embarazo.

Debido a que existen muchos factores femeninos involucrados en la fertilidad, la alteración de estos procesos puede ocasionar infertilidad.

Trastornos que afectan la ovulación

La ovulación es el proceso mediante el cual un óvulo maduro es liberado desde los ovarios para ser fecundados. Los trastornos ovulatorios son la causa más común de infertilidad en las mujeres. Estos trastornos pueden ocurrir por diversos factores, entre ellos se encuentran:

Insuficiencia ovárica prematura. Ocurre cuando los ovarios dejan de liberar óvulos antes de los 40 años de edad.

Hiperprolactinemia. Es un trastorno hormonal caracterizado por niveles elevados de una hormona conocida como prolactina. Esta hormona se produce normalmente cuando la mujer está embarazada o amamantando. Sin embargo, cuando los niveles de prolactina aumentan en una mujer que no está embarazada o en lactancia, se altera la ovulación y se reduce la fertilidad.

Síndrome de ovarios poliquísticos. Es una causa frecuente de infertilidad. En este trastorno los ovarios no funcionan adecuadamente impidiendo la ovulación normal.

Mala calidad del huevo. Los óvulos liberados por los ovarios son anormales genéticamente o están dañados. El resultado es que no son viables para llevar a término un embarazo.

Enfermedades crónicas. Como cáncer o VIH.

Alteraciones tiroideas. La glándula tiroides produce hormonas que son capaces de influir en el metabolismo y en el equilibrio hormonal. Tener demasiadas hormonas tiroideas (hipertiroidismo) o muy pocas (hipotiroidismo), puede causar infertilidad.

Problemas uterinos o de las trompas de Falopio

Si las trompas de Falopio tienen alguna afección no será posible que el óvulo se desplace apropiadamente a través del sistema reproductivo femenino desde los ovarios hasta el útero. De igual manera, cualquier alteración en el útero causará que, aunque se produzca la unión del óvulo con el espermatozoide, el producto de esta unión, no podrá implantarse en el útero adecuadamente. Como resultado, aunque exista un óvulo y un espermatozoide óptimos, no podrá producirse el embarazo.

Algunas de estas causas de infertilidad son:

Endometriosis. Es un raro trastorno caracterizado por el crecimiento de células uterinas en otras partes del cuerpo. Las células que deberían crecer en el interior del útero, comienzan a crecer en otros lugares.

Miomas submucosos. Aunque son tumores benignos no cancerosos, pueden alterar la pared muscular del útero deformando su anatomía normal. El resultado es que los miomas pueden interferir con la implantación. También podrían bloquear a las trompas de Falopio impidiendo que los espermatozoides fertilicen al óvulo. Por otro lado, también es posible que los fibromas uterinos submucosos aumenten la cavidad uterina aumentando la distancia que los espermatozoides deben recorrer y, como resultado, reduciendo la probabilidad de concepción.

Cirugía pélvica. Haber recibido una cirugía pélvica puede ocasionar que se produzcan cicatrices o daños en las estructuras uterinas y las trompas de Falopio.

Tratamiento de esterilización anterior. Las mujeres que previamente decidieron bloquear sus trompas de Falopio y han decidido revertirlo, pueden tener menos probabilidades de fertilidad.

Otras causas de infertilidad en mujeres

Existen una serie de factores que aumentan el riesgo de las mujeres a tener problemas de fertilidad. Estos en sí mismos no causarán infertilidad propiamente, pero sí pueden aumentar la dificultad para quedar embarazada.

Estos son:

Uso de medicamentos. Algunos fármacos son capaces de afectar la fertilidad en las mujeres. Algunos de estos fármacos son: antiinflamatorios no esteroideos (cuando se usan de forma prolongada), quimioterápicos, radioterapia, drogas de abuso como la cocaína y la marihuana.

Edad. A partir de los 32 años de edad, comienza a reducirse la capacidad de concebir. Por supuesto, en este punto intervienen factores genéticos.

Obesidad o sobrepeso. La obesidad puede causar inflamación y desajustes hormonales los cuales pueden aumentar el riesgo de problemas reproductivos.

Alcoholismo. Más de 1 trago diario de alcohol puede afectar la fertilidad.

Tabaquismo. En general fumar durante el embarazo incrementa el riesgo de aborto. De igual manera, el tabaquismo pasivo, también está asociado a la disminución de la fertilidad.

Trastornos alimenticios. Perder de peso bruscamente o tener un peso inferior al normal, puede reducir las probabilidades de quedar embarazada.

Infecciones de transmisión sexual. Cuando no se recibe tratamiento de enfermedades como la clamidia, esta puede dañar las trompas de Falopio. Esto puede ocasionar infertilidad.

Estrés mental. Al igual que a los hombres, la fertilidad femenina puede verse afectada por el estrés emocional. Esto se debe a que el estrés ocasiona un desajuste hormonal que resulta en alteraciones en la ovulación.

Exposición a químicos. El contacto con pesticidas, metales como el plomo, herbicidas, solventes, entre otros, pueden reducir la fertilidad en hombres y en mujeres.

¿Cuándo se sospecha infertilidad?

Luego de 1 año de intentar concebir sin éxito, los hombres pueden acudir a un médico para evaluar si existen problemas de fertilidad.

De igual manera, puede comenzar a buscar ayuda si los hombres presentan disfunción eréctil, trastornos en la eyaculación, dolor o hinchazón en el área genital, bajo deseo sexual o si has recibido una cirugía genital anteriormente.

Por su parte, se puede sospechar de infertilidad en mujeres menores de 35 años que han intentado quedar embarazadas durante 1 año sin éxito.

Las mujeres después de los 35 años de edad, pueden acudir al médico luego de 6 meses de intentar quedar embarazadas sin conseguirlo.

Bases del tratamiento médico convencional

El tratamiento para la infertilidad comienza con determinar la causa del problema. De acuerdo a la causa de la infertilidad, sea femenina o masculina, se llevará a cabo un tratamiento específico. El primer paso es examinar tanto a la mujer como al hombre para evaluar todas las causas posibles hasta identificar la causa del problema.

Entre los tratamientos más comunes se encuentra el uso de medicamentos, procedimientos quirúrgicos, inseminación intrauterina y la reproducción asistida. A menudo se complementa el tratamiento médico convencional con modificaciones del estilo de vida orientadas a mejorar la fertilidad.

Por ejemplo, la reducción de la obesidad, el manejo del estrés, el uso de suplementos y vitaminas, modificaciones nutricionales, entre otras.

El mejor plan de tratamiento para cada tipo de infertilidad, siempre debe ser orientado por un médico. Es fundamental identificar la causa de la infertilidad y esto solo puede ser determinado por un profesional de salud calificado.

Capítulo 8. Alimentos para mejorar la fertilidad

No existe una dieta específica actualmente enfocada específicamente en mejorar la fertilidad de forma instantánea. Sin embargo, la evidencia científica apunta que es posible mejorar las probabilidades de concepción cuando se sigue un patrón de alimentación balanceado y nutritivo.

Este tipo de alimentación, además, aporta un beneficio general para respaldar la salud tanto en hombres como en mujeres. Tanto las elecciones nutricionales como el estilo de vida, tienen un importante impacto en la salud reproductiva en hombres y en mujeres.

Pero además de esto, existe evidencia científica que apoya el consumo de ciertos alimentos para mejorar la fertilidad. No obstante, es importante señalar que no existen alimentos "mágicos" y que depende de la causa de la infertilidad, la dieta puede no ser suficiente para conseguir quedar embarazada.

De cualquier manera, una buena alimentación te hará sentir mucho más saludable y cuidarás de tu cuerpo de forma general. En este capítulo, aprenderás sobre los mejores alimentos para mejorar la fertilidad, qué alimentos debes evitar y recetas saludables para mejorar la probabilidad de obtener un embarazo.

Consejos generales de nutrición. Qué comer, qué evitar

Tanto lo que incluyes en tu dieta como lo que dejas, tiene un gran potencial para mejorar o empeorar tu salud. Esto también influye sobre la salud reproductiva, por lo que en esta sección hablaremos de consejos generales que te servirán para mejorar tus probabilidades de embarazo.

Es importante además que siempre hables con tu médico para asegurarte que las siguientes instrucciones sean apropiadas para tu salud ya que, algunas personas pueden tener indicaciones específicas nutricionales debido a su estado de salud.

Veamos a continuación los consejos generales de nutrición para mejorar la fertilidad y cuidar la salud:

Obtén desayunos más abundantes

La creencia popular, sugiere que el desayuno es la comida más importante del día. Esto se debe a que, al desayunar, obtenemos los nutrientes y la energía necesaria para comenzar el día y poder así realizar más satisfactoriamente nuestras actividades.

Ahora bien, un estudio afirmó que obtener un desayuno más abundante podría tener efectos positivos en el balance hormonal de algunas mujeres.

Este estudio se centró principalmente en el desajuste hormonal que tiene lugar en el síndrome de ovarios poliquísticos, una e las principales causas de infertilidad en las mujeres.

El estudio mostró que las mujeres con síndrome de ovarios poliquísticos que comían la mayoría de sus calorías durante el desayuno obtuvo una reducción del nivel de insulina.

De hecho, la insulina descendió en un 8% mientras que los niveles de testosterona se redujeron en un 50%.

Tanto los niveles altos de insulina, como los niveles elevados de testosterona en mujeres pueden conducir a una reducción de la fertilidad femenina.

Este estudio tuvo una duración de 12 semanas tras las cuales se observó que las mujeres que tomaron desayunos más abundantes, también habían ovulado más que las mujeres que solo tomaron un desayuno ligero o más pequeño.

Recordemos que la ovulación, es fundamental para conseguir un embarazo, este beneficio puede ayudar a las mujeres con alteraciones hormonales a mejorar su fertilidad.

Sin embargo, es importante que, si tomas un desayuno abundante, las comidas siguientes durante el día sean más reducidas.

La sobrealimentación puede conducir al sobrepeso y la obesidad y estos a su vez pueden ser un factor de riesgo para la infertilidad.

Cuidado con los carbohidratos

Los carbohidratos son alimentos fundamentales para la salud y la energía de nuestro cuerpo. Este tipo de alimentos son beneficiosos y necesarios para nuestra salud.

El problema no son los carbohidratos en sí mismos, sino la cantidad que consumimos y el tipo de carbohidratos que elegimos. Los carbohidratos refinados, son un tipo de carbohidrato encontrado en los alimentos y las bebidas refinadas, azucarados y en los granos procesados. Por ejemplo, las sodas, el pan blanco, el arroz y la pasta blanca.

El problema con este tipo de carbohidratos que se absorbe muy rápidamente en nuestro cuerpo ocasionando que los niveles de azúcar en la sangre y la insulina aumenten brusca y rápidamente. Este efecto es especialmente mayor en los carbohidratos refinaos que tienen un índice glucémico elevado.

Como resultado, un alimento con alto índice glucémico hará que el nivel de azúcar en la sangre aumente dramáticamente. Este efecto se asocia con el desarrollo de obesidad y sobrepeso, así como la aparición de otros problemas endocrinos y metabólicos que pueden conducir a problemas de fertilidad.

Ahora bien, niveles elevados de azúcar, generalmente se asocia con niveles elevados de insulina. Esta hormona conocida como insulina, tiene una estructura química parecía a las hormonas encargadas de estimular la madurez de los óvulos.

Los científicos han observado que los niveles elevados de insulina de forma constante, pueden ocasionar que el cuerpo produzca una menor cantidad de hormonas reproductivas.

Esto se debe a que, debido a su semejanza química, el cuerpo puede llegar a interpretar que ya tiene suficientes hormonas ováricas y no necesita producir más. El resultado es una falta de maduración de los óvulos y una ovulación deficiente. El efecto hormonal de los carbohidratos puede ser aún más significativo en las mujeres con síndrome de ovarios poliquísticos.

Ahora bien, los carbohidratos son importantes, por lo tanto, debemos obtenerlos de otras fuentes más beneficiosas. Una opción mucho más saludable es incorporar carbohidratos complejos encontrados en guisantes, frijoles, hortalizas y granos enteros.

Especialmente si tienes síndrome de ovarios poliquísticos, puedes seguir una dieta baja en carbohidratos. A menudo se recomienda a las mujeres con síndrome de ovarios poliquísticos seguir una alimentación donde menos del 45% de las calorías obtenidas durante el día provengan de los carbohidratos.

Incorpora lácteos de grasas enteras

Cuando se refiere a mejorar la fertilidad, el consumo de grasas puede ser beneficioso. Las investigaciones recientes afirman que incorporar productos lácteos con bajo contenido de grasa, en realidad, aumenta el riesgo de las mujeres a sufrir de infertilidad. Por el contrario, el consumo de productos lácteos con alto contenido de grasa puede contribuir a reducir este riesgo.

Un estudio importante realizado en el año 2007, analizó el efecto que tiene el consumo de los productos lácteos ricos en grasas sobre la fertilidad. El estudio consistió en consumir lácteos ricos en grasas más de una vez al día y compararlo con el consumo de lácteos menos de una vez a la semana.

El resultado de esta investigación mostró que las mujeres que consumen una o más porciones de lácteos altos en grasa al día, tienen un 27% menos riesgo de ser infértiles en comparación con aquellas que consumen lácteos bajos en grasas.

Por otro lado, los quesos maduros como el queso parmesano, el cheddar y el manchego añejo pueden ser beneficioso para mejorar la salud de los espermatozoides. Esto se debe a que los quesos maduros son una fuente elevada de poliaminas, un tipo de proteína que desempeña un papel importante en el sistema reproductivo.

Estudios muestran que el queso curado con alto nivel de poliamina puede beneficiar la salud del esperma. Por lo tanto, este tipo de quesos podrían contribuir a mejorar la salud reproductiva en los hombres.

Los lácteos enteros son una rica fuente de grasas saturadas, las cuales, en este caso son necesarias para la fertilidad. Son además ricos en vitaminas como la vitamina A, E, D y K.

Ahora bien, aunque las grasas provenientes de los lácteos ofrecen buenos beneficios para la fertilidad, las grasas trans tendrán el efecto contrario. Las grasas trans son aquellas que encuentras normalmente en los aceites vegetales hidrogenados, las margarinas, alimentos procesados, frituras y otros productos.

Sin embargo, los estudios muestran que el consumo excesivo de grasas trans está asociado con mayor riesgo de infertilidad tanto en hombres como en las mujeres.

Incluye más proteínas de origen vegetal

Es fácil obtener la cantidad completa de proteínas que nuestro cuerpo necesita de fuentes animales, es decir, de carne, pescados y los huevos. No obstante, las proteínas vegetales como las provenientes de las semillas, frijoles y nueces, aportan también interesantes beneficios para la fertilidad.

Un estudio realizado en los Estados Unidos analizó el efecto del consumo de proteínas en mujeres con infertilidad asociados a problemas ovulatorios. El estudio mostró que cuando al menos 5% de las calorías totales provenían de alimentos vegetales ricos en proteínas en lugar de proteínas animales, pudo obtenerse una reducción en un 50% del riesgo de infertilidad asociado a problemas de ovulación. De hecho, la investigación concluyó que el reemplazo de proteínas animales por un mayor consumo de proteínas vegetales, puede tener un impacto positivo en la fertilidad.

Ahora bien, aumentar la cantidad de proteínas de cualquier fuente es importante para un embarazo saludable. Esto se debe a que las proteínas son importantes para el desarrollo de diversas estructuras gestacionales. Por ejemplo, la placenta necesita una serie de aminoácidos provenientes de las proteínas para crecer y desarrollarse adecuadamente.

Un aporte inadecuado de proteínas durante el embarazo puede aumentar el riesgo de problemas de salud en el bebé, mayor riesgo de preeclampsia en la madre, entre otros problemas.

Las proteínas no solo mejorarán la probabilidad de conseguir un embarazo, sino que también te ayudará a mantener el embarazo saludable hasta el momento del parto.

Aumenta la cantidad de alimentos ricos en antioxidantes

Los antioxidantes son sustancias que combaten el daño que los radicales libres producen a las células de nuestro cuerpo. Aumentar el consumo de antioxidantes ha sido asociado a una mejor fertilidad tanto en hombres como en las mujeres ya que pueden combatir el daño que los radicales libres ejercen sobre los espermatozoides y los óvulos.

Dicho de otra manera, los antioxidantes podrían proteger a las células sexuales reproductivas para aumentar la fertilidad. Un estudio llevado a cabo por la Escuela de Salud Pública de Harvard, encontró que las mujeres que consumen mayor cantidad de antioxidantes en forma de folatos, también tenían mayores tasas de implantación, más embarazos clínicos y tenían más probabilidades de nacidos vivos.

Otro estudio mostró que, también los hombres mejoran su fertilidad al comer antioxidantes. El estudio analizó el efecto del consumo de 75 gramos diarios de nueces con alto contenido de antioxidantes. El resultado fue que los hombres que comían las nueces mejoraron la calidad de su esperma.

Aún hace falta mayor investigación para determinar cuánta es la cantidad óptima de antioxidantes que debe consumirse para mejorar la fertilidad. No obstante, los antioxidantes ofrecen muchos beneficios para la salud por lo que una dieta rica en antioxidantes solo tendrá buenos resultados de salud. Puedes encontrar antioxidantes en alimentos como las frutas, las verduras, las nueces, entre otros.

Evita consumir alcohol

Si deseas conseguir un embarazo y que este se desarrolle adecuadamente hasta el momento del parto, debes evitar el alcohol por varias razones. En primer lugar, las bebidas alcohólicas son capaces de afectar de forma negativa a la fertilidad, aunque no está claro cuánto alcohol se necesita para este efecto.

Un estudio realizado en Suecia con 7393 mujeres, mostró que el alto consumo de alcohol está asociado a un mayor riesgo de infertilidad. Otro estudio realizado en el año 2016, reveló que tomar más de 14 bebidas alcohólicas a la semana está relacionado con un mayor tiempo para obtener un embarazo.

Este efecto del alcohol sobre la fertilidad parece afectar principalmente a las mujeres. Por esta razón, si has tenido problemas para conseguir un embarazo, es conveniente que la pareja femenina evite el consumo de alcohol y si es posible, que lo suspenda por completo.

Las recomendaciones generales del consumo moderado de alcohol afirman que las mujeres no deben exceder a 2 tragos de alcohol diario para evitar problemas de salud.

No obstante, debido a que no se conoce la cantidad específica de alcohol capaz de afectar la fertilidad, es una opción más conveniente, evitarlo completamente.

Recuerda siempre hablar con tu médico antes de incorporar un nuevo plan de alimentación regular.

Recetas saludables para la fertilidad

Las siguientes son un conjunto de rectas saludables con deliciosos ingredientes que cuentan con propiedades beneficiosas para la salud reproductiva.

Además, estas recetas son aptas para casi todo tipo de personas y aportan muchos beneficios nutricionales para la salud.

Ensalada de col rizada y semillas de girasol

Se trata de una fresca ensalada con un gran poder de nutrición que combina sabores exóticos y refrescantes para toda una experiencia saludable mientras mejoras la fertilidad.

Información nutricional:

Calorías: 200 calorías.

Grasa total: 12,4 g

Carbohidratos: 15 g

Proteína: 8 g

Porciones: 4 porciones.

Ingredientes:

1 manojo de col rizada grande u 8 tazas de col rizada picadas.

3 cucharadas de semillas de girasol (debes pelarlas previamente y preferiblemente elegir la opción libre de sal)

3 cucharadas de semillas de calabaza (sin sal y previamente pelada).

3 cucharadas de jugo de limón.

2 cucharadas de queso parmesano regular rallado.

1/2 cucharadita de mostaza Dijon.

2 cucharadas de aceite de canola.

1/8 cucharadita de pimienta negra molida.

Preparación

1. Comienza preparando la col rizada. Para ello deberás lavarlas y colocar cada una de las hojas sobre una tabla para corta. Utilizando un cuchillo, corta cada lado de la costilla de la hoja de la col rizada. El objetivo es retirarla y desecharla ya que esta parte de la col rizada tiene un sabor muy amargo y una consistencia mucho más dura. Repite este procedimiento con cada una de las hojas. A continuación, corta la col rizada sin costilla en trozos que midan alrededor de ½ pulgada. Si luego del lavado aún se

encuentra mojada la col rizada, colócalas en una centrifugadora para ensaladas para secarlas.

2. Coloca en un tazón grande el jugo de limón, la pimienta, la mostaza y el aceite. Mézclalos cuidadosamente utilizando un tenedor para conseguir unir los ingredientes hasta obtener el aderezo.

3. A continuación, coloca en el bol la col rizada picada. Con los dedos, comienza a masajear suavemente el aderezo sobre la col rizada. Sigue masajeando hasta que la col rizada se haya marchitado y suavizado.

4. Agrega las semillas y el queso parmesano y mezcla bien para combinar los ingredientes de manera uniforme. Sirve y disfruta tu ensalada saludable.

Recomendaciones

Una pequeña cantidad de mostaza como parte del aderezo para la ensalada, ayuda a conservar la unidad del vinagre y el aceite evitando que se separen.

También puedes modificar esta receta al utilizar col rizada picada y empaquetada del mercado. Asegúrate que contenga alrededor de 5 onzas para sustituir las 8 tazas de col rizada. Esta es una excelente opción si no dispones de mucho tiempo para lavar y cortar la col rizada.

Puedes también dejar preparada la col rizada y reservarla en el congelador. Sin embargo, este tipo de conservados puedes utilizarlo para aprovechar las propiedades de la col rizada agregándolas en sopas o guisos, pero no son una buena opción para ensaladas.

Beneficios para la salud

Las semillas, especialmente las semillas de girasol, son alimentos muy ricos en nutrientes. Tan solo en 30 gramos de semillas de girasol tostadas, se encuentra el 37% de la cantidad recomendada diaria de vitamina E. También, contiene alrededor de 5 gramos de proteínas, y vitaminas como vitamina B5, folatos y niacina.

Además, las semillas de girasol contienen minerales como el magnesio, el selenio, el cobre, el zinc, entre otros.

Estudios afirman que la gran cantidad de vitamina E contenida en las semillas de girasol, es excelente para incrementar el recuento y la motilidad de los espermatozoides. Esto es beneficioso para mejorar la fertilidad masculina. Pero, además, las semillas de girasol al ser ricas en selenio y folato, apoyan la fertilidad tanto masculina como femenina.

Por otro lado, las semillas de girasol son beneficiosas para promover una presión arterial en niveles saludables. También, podrían contribuir el control del azúcar en la sangre y prevenir la diabetes tipo 2 debido a su efecto hipoglicemiante asociado al compuesto vegetal conocido como ácido clorogénico.

Otras formas de comer semillas de girasol

Por si solas, las semillas de girasol son un excelente refrigerio. También puedes agregarlo como parte de tus recetas tradicionales y obtener beneficios nutricionales adicionales. Por ejemplo, estudios revelan que, al agregar semillas de girasol a la receta de pan, puedes reducir el efecto del carbohidrato sobre el azúcar en la sangre.

Incorpora semillas de girasol en tus ensaladas, como parte de una mezcla de frutos secos, añadiéndolas en tus batidos o yogures. También puedes comerla en forma de mantequilla de semillas de girasol.

No obstante, debes tener cuidado de no comerlo en exceso ya que, aunque estas semillas son una fuente de rica en nutrientes, también contiene muchísimas calorías.

Por otro lado, las semillas de girasol pueden contener mucho sodio y perjudicar la salud cardiovascular. Otra sustancia encontrada en las semillas de girasol es el cadmio, un metal pesado que puede dañar los riñones. No te asustes, una cantidad moderada de semillas de girasol no ocasionará este problema. El problema ocurre cuando te encuentras expuesto al cadmio durante un período prolongado y en grandes cantidades. Comer semillas de girasol con moderación siempre es la mejor opción.

Ostras Rockefeller

Esta receta elegante y exquisita, fue inventada en Nueva Orleans en el año de 1889, este delicioso platillo recibió su nombre en homenaje a John D. Rockefeller. Esta receta llena de sabor es ideal para una cena romántica y apoyando la fertilidad.

Información nutricional:

Calorías: 147 calorías.

Grasa saturada: 3,5 g

Carbohidratos: 10,7 g

Proteína: 6 g

Porciones: 6 porciones.

Tiempo estimado: 1 hora y 45 minutos.

Ingredientes:

24 ostras (pueden ser pequeñas o medianas).

4 tazas de bellos (retira los tallos duros).

1 taza de hojas de apio (también puedes utilizar hojas de perejil de hoja plana).

6 tazas de espinacas tiernas.

2 cucharadas de mantequilla.

1 cucharadita de salsa picante.

1 cucharada de jugo de limón.

3 onzas de Pernod (alrededor de 90 mililitros o 6 cucharadas). También puedes utilizar otro licor con sabor a regaliz.

1/3 taza de queso parmesano recién rallado.

Preparación

1. Lo primero que haces en esta receta es pelar las ostras y examinarlas para desechar aquellas que sean planas. Vierte

el contenido de la ostra incluyendo la carne y el líquido en su interior en un bol. A continuación, viértelas a través de un colador cuya malla sea fina, de modo que puedas transferir el líquido y la carne de la ostra en recipientes separados entre sí. Introduce a un refrigerador para reservar hasta que esté listo para cocinar. Elimina cuidadosamente la arena que queda en las cáscaras con fondo profundo y déjalas aparte para utilizarlas más adelante.

2. Precalienta el horno a una temperatura de 450 º F (alrededor de 230 º C). Prepara una bandeja para hornear que sea poco profunda o que mida aproximadamente 1/2 pulgada. Cúbrela con sal gruesa o papel aluminio ligeramente arrugado. Estas servirá de base para las conchas de las ostras.

3. En una olla grande, llénala con agua y colócala a fuego alto hasta que comience a hervir. Introduce las espinacas, el berro las hojas de apio o perejil y déjalas cocinar hasta que adquieran una consistencia blanda. Esto puede tomar alrededor de 30 segundos. Retíralas del fuego y enjuaga las hojas cocidas, escurre bien el agua y pásalas por agua fría para detener la cocción. Esto además mantendrá fijado el intenso y brillante color verde. Retira el exceso de agua y córtalas finamente.

4. En una sartén grande derrite la mantequilla a fuego medio. Agrega las cebolletas, las verduras picadas y revuelve hasta conseguir que las cebolletas se ablanden y el líquido se evapore. Esto puede demorar alrededor de 2 minutos. A esta mezcla, incorpora el líquido del interior de las ostras que colaste antes, agrega también el Pernod o el licor de tu elección, la salsa picante, el jugo de limón y

cocínalos hasta que se haya absorbido la mayor parte del líquido (aproximadamente 5 minutos). Retira la olla del fuego.

5. Coloca cada caparazón de las ostras que limpiaste y reservaste antes sobre la base para horno preparado. Colócalas de forma tal que permanezcan niveladas. A continuación, coloca una ostra de la mezcla de Pernod sobre cada concha y divide de manera uniforme la salsa verde sobre cada concha. Espolvorea cada una de ellas con el queso parmesano. Introduce la bandeja en el horno y hornéala durante 8 o 12 minutos o hasta que la salsa esté burbujeante y el queso tenga una apariencia ligeramente dorada.

Recomendaciones

Puedes también preparar estas ostras con anticipación separando y refrigerando la carne de las ostras y su líquido un día antes. También puedes dejar previamente la salsa preparada y refrigerarla hasta por un día.

Beneficios para la salud

Las ostras son alimentos popularmente conocidos por sus efectos estimulantes a nivel sexual.

Sin embargo, lo que muchos no saben, es que además de tener un efecto sobre la libido sexual, su elevado contenido de zinc y otros nutrientes lo convierte en un alimento excelente para mejorar la concepción.

Las ostras son una magnífica fuente de vitaminas y minerales. De hecho, una porción de 6 ostras, contiene alrededor del 408% de la vitamina B12 diaria recomendada. También contiene hasta el 188% del requerimiento diario de zinc 187% del selenio que necesitamos diariamente y hasta 43% de nuestra necesidad diaria de hierro.

Especialmente la deficiencia del zinc, puede causar interrupciones en el ciclo menstrual y ralentizar la producción de los óvulos maduros y óptimos para ser fertilizados.

Estudios también afirman que el selenio es un oligoelemento esencial para la concepción humana. Por lo tanto, su deficiencia nutricional puede ocasionar problemas para conseguir un embarazo.

Otros beneficios de salud:

Mejora la función del sistema inmunológico.

Apoya la salud del corazón.

Contribuye a la prevención de la osteoporosis.

Previene la anemia.

Ayuda a mantener un peso saludable.

Otras formas de comer ostras

La opción más sencilla, saludable y totalmente práctica de comer las ostras es comerlas en su estado crudo. Tan solo aderézalas con un poco de jugo de limón y obtendrás una extraordinaria fuente de nutrientes que apoyan la fertilidad. Las personas con alergias a los mariscos deben evitar comer ostras debido a que estas podrían ocasionarles reacciones alérgicas.

Chocolate en corteza de nuez

Esta receta aprovecha lo mejor de las nueces y el chocolate en un espectacular aperitivo rápido, fácil y estimulante para la fertilidad.

Información nutricional:

Calorías: 74 calorías.

Grasa saturada: 2 g

Carbohidratos: 7,2 g

Proteína: 1,2 g

Porciones: 36 porciones.

Ingredientes:

2 tazas de chispas de chocolate oscuro o chocolate con leche semidulce.

1 1/2 taza de nueces variadas (por ejemplo, almendras, avellanas, anacardos, entre otras).

Nueces finamente picadas o molidas (al gusto).

Preparación:

1. Con papel aluminio, cubre una bandeja para hornear. Evita cuidadosamente de no formar arrugas con el papel.

2. Derrite las chispas de chocolate a baja temperatura y combina el chocolate derretido con las nueces en un tazón de tamaño mediano. Mezcla bien y traspasa a la bandeja para el horno. Raspa la mezcla sobre el papel aluminio extendiéndola de manera uniforme hasta formar un rectángulo que mida alrededor de 30 x 23 cm. Espolvorea sobre el chocolate las nueces molidas adicionales.

3. Introduce en la nevera y deja refregar hasta que endurezca, puede tomar unos 20 minutos.

4. Retira el papel de aluminio de la bandeja transfiriendo la corteza de chocolate y colócala sobre la tabla de cortar. Utiliza un cuchillo afilado para cortar el chocolate en trozos de aproximadamente 1 ½ pulgada.

Recomendaciones:

Puedes guardar tus barras de chocolate almacenándolas en un recipiente hermético en el refrigerador. En esta presentación pueden permanecer hasta por 2 semanas.

Puedes derretir el chocolate colocándolo en el microondas a una temperatura media durante 1 minuto. Terminado el tiempo, revuelve y continúa cocinando en el microondas cada 20 segundos a temperatura media, revolviendo y evitando que se queme. También puedes colocar el chocolate en baño de María, es decir, en una caldera doble sobre agua caliente pero no hirviendo. Revuelve hasta que el chocolate se derrita por completo.

Beneficios para la salud

Esta barra de chocolate casera, cuenta con beneficios interesantes para la salud reproductiva.

En primer lugar, el chocolate amargo, siempre debe ser la primera opción que debes elegir si quieres aprovechar los beneficios de salud.

Solo en 3,5 onzas de chocolate amargo se encuentra 67% de la dosis diaria recomendada de hierro, además contiene alrededor del 98% del manganeso diario que nuestro cuerpo necesita y hasta el 89% de nuestras necesidades de cobre.

Además de apoyar la salud, el chocolate amargo es una fuente rica y fácil de comer de antioxidantes y es aquí donde radica sus interesantes beneficios para la fertilidad.

El chocolate amargo, contiene un compuesto vegetal conocido como los flavonoides, que tienen un poderoso efecto antioxidante.

También el chocolate contiene arginina, un aminoácido cuyo efecto promueve el flujo de sangre de los ovarios y el útero, lo que podría apoyar un mejor funcionamiento de estos órganos reproductivos.

El chocolate además es un dulce relajante, el cual puede ayudar a combatir el estrés, el cual puede también ocasionar alteraciones hormonales y problemas reproductivos.

Por otro lado, las nueces son unos alimentos muy ricos en ácidos grasos omega 3 y omega 6, los cuales podrían ser recursos importantes para apoyar la fertilidad.

Un estudio realizado en hombres reveló que comer nueces durante 12 semanas podría mejorar la calidad del semen. Al cabo del estudio, el grupo de hombres que comía nueces, obtuvo una mejoría en el movimiento, la vitalidad y la forma de los espermatozoides. Además, el estudio mostró que las anomalías cromosómicas en los espermatozoides también habían disminuido después del consumo constante de las nueces. De modo que las nueces son un ingrediente que puede apoyar la fertilidad masculina mejorando la calidad del esperma haciéndolo más fértil.

Otras formas de comer nueces y chocolate

Las nueces son aperitivos muy versátiles y fáciles de llevar. Un puñado de nueces es un refrigerio saludable y muy nutritivo. También puedes incorporarlo en tus recetas, ensaladas de pollo, espolvoreadas sobre el helado, entre otras opciones.

El chocolate, por su parte, puedes tomarlo en forma de bebida caliente, combinado con tus postres, entre otros. Solo asegúrate de elegir siempre opciones bajas en azúcar y comerlo con moderación. Aunque el chocolate es muy bueno para la salud, a menudo se combina con mucha azúcar, por lo que puede ocasionar otros problemas de salud. Por otro lado, las nueces contienen muchas calorías, por lo que es necesario que moderes el consumo a solo un puñado de nueces al día.

Capítulo 9. Remedios con plantas medicinales

Los remedios a base de hierbas o plantas medicinales, han sido utilizadas durante miles de años. De hecho, existen registros de su uso como parte de tratamiento de distintas dolencias desde hace más de 2500 años.

Esto se debe a que las plantas cuentan con un conjunto de nutrientes y sustancias químicas naturales que pueden ser utilizados para aliviar una amplia gama de problemas de salud.

No obstante, también las hierbas han sido utilizadas en el tratamiento de la infertilidad ya que algunas de sus propiedades podrían tener efectos positivos sobre la fertilidad y la ovulación. Los tratamientos a base de plantas medicinales, se considera generalmente seguro de usar.

Sin embargo, el tratamiento con hierbas no suele contar con una regulación de entidades gubernamentales de salud. Por lo tanto, es importante siempre contar con una valoración médica profesional para identificar cuáles plantas no son convenientes para ti y cuáles podrían ofrecer beneficios. Los tipos de infertilidad que pueden ser tratados utilizando medicinas a base de hierbas, son muy diversos.

Depende del tipo de hierba, es posible beneficiar la fertilidad causada por la edad materna avanzada, insuficiencia ovárica prematura, defectos en la fase lútea, entre otros.

También los factores masculinos o síntomas inexplicables pueden obtener beneficios de fertilidad con el uso de hierbas. No obstante, las plantas pueden no ser efectivas cuando existan alteraciones anatómicas o gestacionales causantes de infertilidad, por ejemplo, malformaciones uterinas o testículo no descendido.

En este capítulo, describiremos algunas de las plantas más populares para tratar la infertilidad. No olvides consultar con tu médico antes de comenzar un tratamiento a base de hierbas.

Shatavari, la planta india para la fertilidad femenina

También es conocida por su nombre científico *Asparagus racemosus*. Esta planta, forma parte de la familia de plantas de los espárragos.

Durante muchos siglos, Shatavari, ha sido utilizada como parte fundamental de la medicina ayurvédica india, para tratar diversas dolencias. Los científicos sugieren un efecto adaptógeno de esta planta, es decir, que ayuda a regular los sistemas corporales y mejora la resistencia al estrés.

Beneficios para la salud

Shavatari, ha sido estudiada debido a sus posibles efectos positivos en la salud. Especialmente, Shatavari parece tener un efecto positivo en la salud reproductiva femenina, y, de hecho, este es el uso tradicional más común de esta planta.

Una revisión llevada a cabo en la India, en el año 2018, sugirió que la planta Shatavari, podría mejorar los desequilibrios hormonales ocurridos en enfermedades como el síndrome de ovario poliquístico.

Las alteraciones hormonales de esta enfermedad son una de las causas más comunes de infertilidad femenina. Esto indica que Shatavari, podría apoyar la fertilidad menstrual y reproductiva.

Sin embargo, su acción para estimular la fertilidad femenina, es el resultado de varios efectos positivos combinados que ejerce Shatavari sobre la salud. Por otro lado, Shatavari es una planta rica de antioxidantes, los cuales pueden proteger las células del daño ocasionado por los radicales libres. El contenido de antioxidantes además de prevenir el desarrollo de enfermedades como el cáncer, podría también mejorar la salud de las células sexuales.

Otros beneficios para la salud:

Efectos ansiolíticos, por lo que puede ayudar a combatir la depresión y la ansiedad.

Posee efecto antiinflamatorio.

Contribuye a estimular la función del sistema inmunológico.

Podría ser útil para aliviar la tos.

Ayuda a tratar la diarrea para prevenir la deshidratación y el desequilibrio electrolítico.

Tiene efectos diuréticos.

Podría ser eficaz para ayudar en el tratamiento de las úlceras digestivas inducidas por medicamentos.

Podría prevenir el desarrollo de los cálculos renales.

¿Cómo tomarlo?

La planta Shatavari, puede ser utilizadas de muchas maneras diferentes. Los métodos más populares de uso, son en forma de polvo, líquidos o tabletas como suplementos. No obstante, debido a que la planta Shatavari, actualmente no cuenta con la investigación científica exhaustiva, tampoco se conoce la dosis apropiada para su consumo.

Puedes utilizar la planta Shatavari en forma de té, preparándola con 1 cucharadita de raíz de Shatavari en su presentación en polvo en 8 onzas de agua. Puedes tomar este té de Shatavari 2 veces al día siempre y cuando no tengas ninguna contraindicación para ello. También puedes tomar entre 4 a 5 mililitros de tintura de raíz de Shatavari 3 veces al día.

La dosis típica de las tabletas de Shatavari es de 500 miligramos y pudes tomarla hasta 2 veces al día. Otra forma de tomar Shatavari es tomar 30 gotas de extracto de esta planta diluido en agua o en jugo 3 veces al día.

No obstante, ten presente que no existen regulaciones de los suplementos o productos a base de hierba, por lo que la calidad, fuerza y pureza, puede variar.

Elige solo productos de la marca en la cual confíes y siempre sigue las instrucciones que indique el empaque.

¡Advertencias!

Shatavari es considerada una planta muy segura según la medicina ayurvédica, sin embargo, la evidencia científica actual es limitada. Por esta razón, se considera prudencia y moderación sobre su uso a largo plazo y especialmente, debe evitarse su uso durante el embarazo y la lactancia. Shatavari, también podría ocasionar algunos efectos secundarios en algunas personas. Los informes indican que Shatavari podría ocasionar reacciones alérgicas en personas que sean alérgicas a los espárragos.

Una reacción alérgica podría ocasionar síntomas como sarpullido, aumento de la frecuencia cardíaca, picazón en la piel y en los ojos, problemas para respirar y mareos. De igual manera, Shatavari, no debe combinarse con medicamentos con acción diurética, ya que estos bloquean la capacidad del cuerpo para absorber sodio. Por lo tanto, si estás tomando diuréticos en conjunto con suplementos o cualquier forma de presentación de la planta Shatavari, tienes mayor riesgo a deshidratarte.

Por otro lado, los suplementos de Shatavari también podrían afectar el nivel de azúcar en la sangre disminuyendo su nivel. Si estas tomando medicamentos o suplementos para reducir el nivel de azúcar en la sangre, no debes tomar Shatavari, debido a que existe el riesgo que el nivel de azúcar en la sangre se reduzca a niveles peligrosos. Siempre el lado más seguro para tomar cualquier suplemento o preparados herbales de forma regular, incluye consultar antes con tu médico.

Cohosh negro, potencia el tratamiento para la fertilidad

El Cohosh negro, es una planta con flores y proveniente de Norteamérica, es un miembro de la familia del ranúnculo. También es conocida por los nombres *Cimicifuga racemosa* y *Actaea racemosa*, aunque también se le conoce popularmente con los nombres fairycandle, baneberry, entre otros.

El Cohosh negro, es una planta con una larga historia de uso medicinal por parte de los nativos americanos, quienes la utilizaban como tratamiento para el dolor musculoesquelético, la fiebre, entre otros problemas. Posteriormente, los colonos europeos, comenzaron a utilizar el Cohosh negro para apoyar la salud reproductiva de las mujeres.

Actualmente, el Cohosh negro conserva su uso como tratamiento para la infertilidad, aunque es popularmente utilizado para aliviar los síntomas de la menopausia.

Beneficios para la salud

El Cohosh negro, contiene un compuesto natural que tiene una acción similar al estrógeno humano, esta sustancia es conocida como ácido fukinólico, el cual es un fitoestrógeno.

Debido a esto, puede imitar la acción del estrógeno y ocasionar efectos sobre la salud femenina. Existen muchas afirmaciones sobre los efectos del Cohosh negro sobre la fertilidad, no obstante, no existe demasiada evidencia que respalde su uso para este efecto.

Sin embargo, sí existe un buen número de investigaciones que han mostrado que el uso del Cohosh negro, podría mejorar la eficacia del tratamiento para la fertilidad con Clomid o citrato de clomifeno. De acuerdo a estos estudios, el Cohosh negro puede aumentar las probabilidades de conseguir un embarazo en personas que se encuentran en tratamientos para la fertilidad. Las investigaciones muestran que tomar Cohosh negro en conjunto con citrato de clomifeno, fue efectivo para mejorar las tasas de embarazo y ovulación.

Otros beneficios para la salud:

Contribuye a la reducción de los fibromas en un 30%.

Ayuda a regular el ciclo menstrual.

Podría ayudar a aliviar el síndrome premenstrual y el trastorno disfórico premenstrual.

Alivia los síntomas de la menopausia.

Podría mejorar el sueño y evitar el insomnio.

¿Cómo utilizarlo?

Puedes utilizar el Cohosh negro en forma de té, extracto líquido o cápsulas. Las dosis que se utilizan generalmente son de 20 a 120 mg de extracto o polvo de Cohosh negro durante el día. También puede utilizarse una dosis de 40 miligramos al día, dividida en dos dosis.

No debes utilizar el Cohosh negro de forma consecutiva por más de 6 meses ya que existe preocupación acerca de su leve potencial de causar daños en el hígado.

Sin embargo, siempre que compres un producto a base de hierbas, elige la marca en la cual confíes más. Además, lee las instrucciones que indica el empaque y sigue las recomendaciones del producto. Hablar con tu médico antes de comenzar a tomar cualquier tipo de tratamiento complementario puede ahorrarte muchos problemas. No olvides consultar con tu médico antes de usar Cohosh negro.

¡Advertencias!

Aunque el Cohosh negro se considera seguro su uso para la mayoría de las personas, es posible que algunas personas puedan desarrollar síntomas o efectos secundarios. Estos son: dolor de cabeza, aumento de peso, indigestión, náuseas y vómitos, presión arterial baja, pesadez en las piernas, sudoración.

A dosis elevadas el Cohosh negro puede ocasionar alteraciones visuales, arritmia y convulsiones.

No tomes Cohosh negro si:

Tienes afecciones sensibles hormonas (cáncer de mama, cáncer de próstata, entre otros).

Tomas medicamentos para la hipertensión arterial.

Antecedentes de coágulos en la sangre, derrames cerebrales, enfermedad hepática o convulsiones.

Estás embarazada.

Tienes alergia a las plantas de la familia Ranunculaceae.

Eres alérgico a la aspirina o salicilatos.

Te encuentras tomando píldoras anticonceptivas hormonales.

Estás en tratamiento con el medicamento cisplatino como terapia anticancerígena.

Ashwagandha, la planta que mejora la calidad del semen y la fertilidad masculina

Es una planta muy popular debido a sus interesantes beneficios que ofrece para la salud.

También conocida científicamente como Withania somnífera, también recibe el nombre de ginseng indio o cereza de invierno.

Se trata de una planta originaria de la India y también crece en medio oriente y en algunas áreas del continente africano.

Ha sido utilizada durante miles de años por la medicina ayurvédica, aunque indudablemente, ha crecido en popularidad a nivel mundial por sus asombrosos beneficios.

Beneficios para la salud

La Ashwagandha es una planta que contiene muchas propiedades prometedoras para aliviar diferentes tipos de dolencias. En primer lugar, la planta cuenta con propiedades antiinflamatorias, pero además, es clasificada como una planta adaptógena.

Por esta razón, el uso de la planta Ashwagandha puede tener prometedores usos para reducir la fatiga y ayudar al cuerpo a combatir o aliviar el estrés físico y emocional.

Los estudios actuales, señalan que la Ashwagandha puede contribuir al aumento de la fertilidad especialmente en los hombres.

Un estudio realizado en la India durante 3 meses en hombres con infertilidad, mostraron que el consumo de Ashwagandha puede incrementar el recuento y la motilidad de los espermatozoides.

Otro estudio encontró que el consumo regular de Ashwagandha durante 3 meses aumentó la concentración promedio de los espermatozoides en un 167% en comparación con los parámetros de inicio antes de comenzar a tomar esta planta.

También existe evidencia que tomar Ashwagandha en hombres con estrés, puede contribuir a mejorar en un 14% la tasa de embarazos.

El estrés y la ansiedad, son causas comunes de reducción de la fertilidad tanto en hombres como en mujeres, sin embargo, la Ashwagandha puede ser eficaz en reducir el estrés en ambos casos. De hecho, sus efectos reductores del estrés se encuentran entre sus usos más populares.

Este beneficio se debe a que las sustancias naturales de la Ashwagandha pueden bloquear la vía del estrés en el cerebro. Por ejemplo, un estudio realizado en un grupo de personas con estrés crónico mostró que tomar Ashwagandha durante 60 días, fue efectivo para conseguir una reducción hasta un 69% de la ansiedad y el insomnio.

Otro estudio realizado durante 6 semanas, encontró que el 88% de las personas que toman Ashwagandha consiguieron reducir los síntomas de ansiedad.

Otros beneficios para la salud

Mejora la composición del cuerpo y ayuda a incrementar la fuerza muscular.

Mejora la función cerebral especialmente la memoria.

Contribuye a la reducción de la grasa corporal.

Disminuye las cifras elevadas de colesterol y triglicéridos.

Ayuda a reducir los niveles elevados de azúcar en la sangre.

Tiene un efecto preventivo contra el desarrollo de células cancerígenas.

Reduce los niveles de cortisol.

Contribuye a combatir los síntomas de la depresión.

Combate la inflamación del cuerpo y previene síntomas de las enfermedades inflamatorias.

¿Cómo tomarlo?

Puedes tomar Ashwagandha de distintas formas, desde té en su estado natural o hasta en distintas presentaciones como suplementos.

No obstante, para muchas personas el sabor y el aroma de la Ashwagandha en forma de infusión puede ser desagradable.

Es por esta razón que a menudo el té de Ashwagandha se encuentra combinado con otras hierbas con efectos similares a esta planta para mejorar su sabor.

Ahora bien, en forma de suplemento para aumentar la fertilidad y promover la salud reproductiva, no existe una dosis estándar.

No obstante, la dosis utilizada con mayor frecuencia entre los adultos es de 1000 mg diarios.

Estudios también coinciden que una dosis de 5 gramos al día puede ser conveniente para los hombres que quieren mejorar su fertilidad.

Para aliviar el estrés una dosis de 240 miligramos diarios es efectivos para conseguir reducción de los síntomas del estrés o la ansiedad.

Puedes utilizar la Ashwagandha en forma de polvo seco y agregarlo a tus batidos o tomarlo como suplemento. Sigue siempre las instrucciones del producto.

¡Advertencias!

La mayoría de las personas que toma Ashwagandha en cualquiera de sus presentaciones no suele desarrollar problemas asociados a su uso.

No obstante, es posible que prolongar el consumo de esta planta durante más de 3 meses no sea seguro, por lo tanto, cada 3 meses, es conveniente suspender su uso hasta por 2 semanas antes de retomar su uso.

Cuando se toma esta planta a dosis muy elevadas, pueden aparecer efectos secundarios como malestar estomacal, vómitos y hasta diarrea.

En raras ocasiones puede ocasionar problemas en el hígado, por lo tanto, si tienes algún problema o susceptibilidad en este órgano, evita utilizar dosis elevadas de Ashwagandha.

Algunos efectos secundarios asociados al uso de esta planta son las náuseas, el dolor de cabeza, somnolencia, entre otros.

Si comienzas a presentar cualquier síntoma inusual luego de empezar a tomar Ashwagandha, habla con tu médico.

Una vez conseguido el embarazo, las mujeres deben suspender el uso de Ashwagandha, ya que puede no ser seguro su uso durante el embarazo ya que podría ocasionar abortos espontáneos.

De igual manera, no debe utilizarse esta planta durante la lactancia.

Si tienes cualquiera de las siguientes condiciones, no debes utilizar Ashwagandha:

-Enfermedades autoinmunes (por ejemplo, artritis reumatoide, lupus, entre otras).

-Enfermedades en la glándula tiroides.

-Cirugía programada.

-Uso de medicamentos inmunosupresores, benzodiacepinas, antidepresivos, hormonas tiroideas sintéticas.

Consulta con tu médico antes de comenzar a tomar la Ashwagandha de forma regular como suplemento.

Maca, mejora la libido y la fertilidad en hombres

La raíz de Maca, es una planta originaria de la región andina de Perú, por lo que también recibe el nombre de "ginseng peruano" a pesar de no formar parte de la familia botánica del ginseng".

Se conoce por el nombre científico de Lepidium meyenii, la cual es una planta de la familia de las Brassicaceae.

Generalmente, se utiliza la raíz de Maca para fabricar medicamentos para tratar diversos problemas entre los cuales, principalmente se emplea para problemas sexuales y reproductivos.

Beneficios para la salud

Maca es una planta con muchas propiedades nutricionales, ya que en su raíz se encuentran diversos minerales y vitaminas importantes. Por ejemplo, la raíz de maca contiene potasio, hierro, cobre, pero también vitamina C y vitamina B6.

La maca a menudo se asocia con mejorar el deseo sexual entre hombres y en mujeres cuando se toma al menos durante 6 semanas. Pero el principal beneficio sobre la fertilidad, consiste en que la raíz de maca puede mejorar la calidad y la cantidad de semen de los hombres.

Algunos estudios afirman que la raíz de maca puede mejorar la calidad del semen tanto en hombres sanos, como en los hombres con infertilidad. Sin embargo, actualmente no existe suficiente evidencia científica que confirme estos resultados.

No obstante, la raíz de maca puede ser un colaborador prometedor en el tratamiento de infertilidad en hombres. Pero este no es el único beneficio que la maca puede tener sobre la salud masculina.

Estudios también señalan, que el consumo de raíz de maca, ayuda a reducir el tamaño de la próstata inflamada, es decir, que contribuye en el tratamiento de la hiperplasia prostática benigna. Por otro lado, la maca puede ser efectiva para ayudar a mejorar el estado de ánimo.

Estudios afirman que consumir raíz de maca está asociado a menores síntomas de ansiedad y depresión. Estos beneficios se atribuyen a que la maca está rica en flavonoides, unos compuestos vegetales que influyen positivamente a la salud psicológica.

Pero, además, los hombres que practican deportes pueden observar beneficios musculares con el consumo de la raíz de maca. La maca puede contribuir a aumentar la masa y la fuerza muscular, así como mejora el rendimiento deportivo y la resistencia.

¿Cómo usar?

La maca es una raíz versátil que puedes incorporar fácilmente a tu dieta diaria ya que puedes incluirla en tus batidos, alimentos horneados, y otro tipo de recetas. No obstante, también puedes encontrarla en forma de suplemento y polvo de la raíz.

Aunque no se conoce la dosis ideal de la maca, a menudo se utiliza la raíz de maca en polvo en una dosis de 1,5 a 5 gramos al día. También puedes encontrar raíz de maca en cápsulas de 500 mg y en extracto líquido en la tienda naturista más cercana o en tiendas en línea.

La manera más segura para utilizar cualquier medicina a base de hierbas es hablar con tu médico antes y revisar las instrucciones del empaque.

¡Advertencias!

No se conoce del todo la seguridad y los riesgos asociados al uso de la raíz de maca a largo plazo. Sin embargo, la mayoría de las personas que consumen este remedio herbal, no suelen desarrollar complicaciones asociadas a su uso. No se recomienda su uso continuo por más de 4 meses consecutivos.

De igual manera, no hay evidencia sobre sus efectos durante el embarazo y la lactancia, por lo tanto, es mejor mantenerse seguro y evitar su uso.

Las enfermedades sensibles a hormonas como, por ejemplo, el cáncer de mama, el cáncer de útero, cáncer de ovarios, endometriosis y fibromas uterinos, pueden desarrollar complicaciones o agravamiento luego del uso de cualquier presentación de la raíz de maca. En cualquiera de estas condiciones debes evitar utilizar la raíz de maca.

Por otro lado, actualmente no existe información suficiente acerca del efecto de los componentes de la maca cuando se combina con otros medicamentos o suplementos. Por esta razón, si te encuentras en cualquier otro tratamiento, ya sea herbal, tratamiento médico o cualquier otro tipo de suplemento, debes consultar con tu médico antes de utilizar raíz de maca de forma intensiva.

Tribulus terrestris, aumenta los espermatozoides y la libido

Tribulus es una pequeña planta de flores y que recibe también varios nombres populares como cabeza de cabra, abrojo, Gokshuray enredadera punzante.

Esta planta se encuentra principalmente en los trópicos y pertenece a la familia de las plantas Zygophyllaceae.

Esta planta es comúnmente conocida por su nombre científico *Tribulus terrestris*, y es una planta originaria de regiones como el Medio Oriente, África, Asia y el continente europeo.

La planta tribulus se aprovecha completamente para distintas aplicaciones medicinales y puede aprovecharse tanto las hojas, como la raíz y sus flores.

Beneficios para la salud

La medicina tradicional china, y la medicina ayurvédica de la India han utilizado tribulus durante cientos de años para tratar diversos problemas de salud.

Especialmente en la salud reproductiva de los hombres, el tribulus parece ofrecer resultados muy prometedores.

La protodioscina, es una sustancia natural encontrada e el tribulus, la cual es la saponina más abundante encontrada en esta planta.

Estudios muestran que la protodioscina es capaz de inducir la proliferación de las células germinales, es decir, aquellas responsables de la fertilidad masculina.

También los estudios muestran que la protodioscina del tribulus puede inducir el crecimiento de los túbulos seminíferos a través de procesos bioquímicos. Como resultado, el tribulus actúa como un agente mejorador de la fertilidad en los hombres. También, parece aumentar el recuento de los espermatozoides y mejorar el ciclo de formación de nuevos espermatozoides.

Además, el tribulus ha sido reconocido por contribuir en el tratamiento de la disfunción eréctil y mejorar la función sexual de los hombres.

De acuerdo con un estudio realizado en el 2018, el tribulus también es útil para tratar la disfunción sexual en las mujeres.

Los estudios afirman que con el uso del tribulus es posible conseguir un aumento significativo en el deseo, la excitación y la satisfacción sexual en mujeres con disfunción sexual.

Otro de los beneficios del tribulus es que podría ser útil para ayudar a controlar el nivel de azúcar en la sangre y regular los niveles de colesterol total y colesterol LDL o "malo":

Otros beneficios para la salud:

-Podría contribuir a mejorar el desempeño en el ejercicio.

-Promueve la actividad del sistema inmunológico.

-Su efecto en el cerebro podría ser útil para combatir la depresión.

-Efecto antiinflamatorio.

-Alivia el dolor.

¿Cómo usarlo?

Tribulus es una planta que puedes utilizar de distintas maneras, desde su presentación natural como infusión hasta en forma de suplemento. En forma de suplemento, la dosis oscila entre los 250 a 1500 miligramos por día, no obstante, depende la dosis debe ser indicada por el profesional de salud o siguiendo las indicaciones del empaque.

Para aprovechar los beneficios del tribulus, puede ser necesario tomarlo alrededor de 2 a 3 veces al día hasta durante 3 meses. A menudo, cuando se toma en forma de suplemento, el tribulus se encuentra combinado con otros ingredientes.

Antes de comenzar a tomar tribulus en cualquiera de sus presentaciones, pregunta a tu médico acerca de qué tan seguro es esta planta para ti y cuál es la dosis más apropiada.

Consulta a tu médico siempre que comiences a presentar cualquier tipo de síntoma luego de utilizar el tribulus.

¡Advertencias!

La mayoría de las personas adultas que consume tribulus, no suele desarrollar efectos secundarios. Sin embargo, algunas personas pueden desarrollar síntomas de efectos secundarios leves, como, por ejemplo, malestares digestivos como dolor y calambres estomacales y diarrea.

No es seguro tomar tribulus durante más de 90 días ya que se desconoce el efecto a largo plazo que pueda tener su uso por un período de tiempo muy prolongado.

Puedes detener el uso de tribulus después de 90 días de uso constante y retomar su uso después de 2 semanas de descanso. No debes consumir la fruta del tribulus ya que podría ocasionar problemas graves en los pulmones cuando se come en su forma natural con espinas.

Por otro lado, algunas investigaciones señalan que el tribulus en dosis elevadas podría ocasionar inquietud y aumento de la frecuencia cardíaca.

Siempre sigue la dosis recomendada y durante los plazos acordados al inicio del tratamiento.

A pesar de sus beneficios hormonales y sexuales, los hombres con hipertrofia prostática benigna o aquellos con cáncer de próstata no deben utilizar esta planta ya que su condición podría empeorar. Evita utilizar el tribulus durante el embarazo, la lactancia o si estás por recibir una cirugía programada.

De igual manera, debes tener cuidado de no combinar tribulus con medicamentos como el litio o medicamentos para la diabetes. Debido a que el tribulus ejerce un efecto reductor del azúcar en la sangre, al combinarse con medicamentos antidiabéticos, puede ocasionar que el nivel de azúcar en la sangre se reduzca a niveles peligrosos para la vida.

Así mismo, al combinar el tribulus con medicamentos reductores de la presión arterial, puede reducirse la presión arterial a niveles peligrosos y ocasionar hipotensión arterial caracterizado por síntomas como sudoración, visión borrosa, frialdad, debilidad, desmayos, entre otros.

Canela, regula los ciclos menstruales y la calidad del esperma

La canela se trata de una especia obtenida de las ramas de los árboles de la familia conocida como Cinnamomum. Desde el año 2000 a. C., ha sido documentado su uso en el antiguo Egipto como parte de tratamiento médico de la época.

Actualmente, es considerada la especia más popular en los Estados Unidos y el continente europeo después de la pimienta negra.

Beneficios para la salud

Aunque la canela es principalmente popular por sus aplicaciones en la cocina debido a su agradable sabor, la canela tiene muchas propiedades medicinales. Diversos estudios han revelado que la canela cuenta con propiedades anticancerígenas, antiinflamatorias, antidiabéticas, antioxidantes y antimicrobianas.

La canela, además, cuenta con propiedades protectoras del sistema cardiovascular, por lo que puede ser efectiva para prevenir varios tipos de enfermedades.

Ahora bien, desde el punto de vista de la fertilidad, la canela podría ejercer un muy buen apoyo a la mejora de las probabilidades de concebir.

Un estudio realizado por la Universidad de Columbia en la ciudad de New York, reveló que las mujeres con infertilidad asociadas al síndrome de ovario poliquístico, podían mejorar la regularidad de sus ciclos menstruales con el consumo diario de canela.

Pero, además, la canela también parece efectiva para mejorar la salud reproductiva en los hombres.

Otro estudio mostró que los hombres que consumían canela, tenían una mejor calidad de esperma y mayores probabilidades de conseguir un embarazo.

Aunque es muy prometedor su uso, es probable que sean necesarios más estudios para confirmar la efectividad del efecto reproductivo asociado al consumo de canela.

¿Cómo usarlo?

La canela es una especia que pues combinar con casi cualquier tipo de alimentos al incluirlo como parte de tus recetas. También puedes agregarlo a tus jugos o batidos y prepararlo en forma de infusión dejando remojar en agua caliente una pequeña cucharada de canela molida o dejando hervir una rama entera en agua durante algunos minutos.

No obstante, también puedes utilizar la canela en forma de suplemento, es una forma práctica y simple de aprovechar sus beneficios. Sin embargo, debido a que actualmente no hay una dosis establecida para la canela, debes seguir las indicaciones del producto o consultar con tu médico.

Pero debes tener presente que a altas dosis la canela puede ser tóxica, por lo que no debes tomar más de a 6 gramos de canela al día. La dosis habitual de la canela oscina entre los 2 a los 4 gramos al día.

¡Advertencias!

Presta especial atención a los síntomas que tengas al tomar canela de forma regular. Consumir canela algunas veces en tus comidas puede no ser problemático para la mayoría de las personas. No obstante, existen varios efectos secundarios asociados al uso de grandes cantidades de canela.

Usar intensamente la canela puede ocasionar irritación en la boca y los labios y causar llagas. También algunas personas desarrollan alergia a la canela luego de su uso crónico.

Además, existe preocupación acerca de la toxicidad de la canela cuando se consume en grandes cantidades, debido a que contiene un compuesto conocido como cumarina, la cual puede causar problemas en el hígado.

Es por esta razón que las mujeres embarazadas y en lactancia no deben tomar canela como tratamiento regular a menos que su médico indique lo contrario.

Por otro lado, la canela puede bajar el nivel de azúcar en la sangre y de la presión arterial alta, por lo tanto, si estás tomando medicamentos antidiabéticos o antihipertensivos puedes tener complicaciones al combinarlos el uso regular de la canela.

No debes combinar la canela como suplemento si además estás tomando antibióticos, anticoagulantes o medicamentos para el corazón.

Mantente del lado seguro y siempre pregunta a tu médico antes de comenzar a tomar cualquier suplemento a base de productos naturales, especialmente si además estás tomando otros tratamientos.

Capítulo 10. Suplementos

Los suplementos de micronutrientes como vitaminas y minerales, entre otros, tienen un efecto importante sobre la fertilidad. Las vitaminas intervienen en funciones importantes de la fertilidad como la menstruación, ovulación, entre otros.

Sin embargo, también son necesarias para funciones corporales como la función inmune, la función tiroidea entre otras. Esto quiere decir que, además de influir positivamente sobre el sistema reproductor femenino y masculino.

Pero también puede ayudar a combatir otras causas hormonales y metabólicas que pueden influir sobre una reducción de la fertilidad. Para crear un entorno adecuado para conseguir y mantener un embarazo saludable es necesaria la incorporación de suficientes vitaminas y minerales.

Aunque muchos de estos nutrientes pueden ser obtenidos a través de la alimentación, la evidencia científica apoya el uso de suplementos para combatir las causas de la infertilidad y contribuir a mejorar la fertilidad.

También en hombres el uso de algunos suplementos puede ser efectivo para mejorar tanto el recuento como la motilidad de los espermatozoides mejorando la probabilidad de fecundidad.

En este capítulo hablaremos de los suplementos más populares y efectivos que pueden ayudar a mejorar las tasas de reproducción.

Además, con los siguientes suplementos podrás obtener beneficios adicionales para el apoyo de tu salud.

Vitaminas del grupo B, regulan los trastornos ovulatorios

Las vitaminas del grupo B, tienen funciones muy importantes para mantener la saludable función de nuestro cuerpo. Son vitaminas que pueden disolverse en agua, por lo que forman parte del grupo de las vitaminas hidrosolubles.

De hecho, las vitaminas que conforman el grupo B, intervienen en funciones corporales asociados al nivel de energía, el metabolismo celular y la función cerebral, entre otras.

Las vitaminas del grupo o complejo B, se encuentra compuesto por 8 vitaminas esenciales con funciones corporales específicas.

Estas son la tiamina (vitamina B1), la riboflavina (vitamina B2), niacina (vitamina B3), la vitamina conocida como ácido pantoténico (o vitamina B5), la piridoxina (vitamina B6), biotina (o vitamina B7), el ácido fólico (vitamina B9) y la cobalamina (o vitamina B12).

Beneficios para la salud

Las vitaminas del grupo B, cumplen funciones importantes en diferentes órganos, aparatos y sistemas corporales.

Estas vitaminas influyen sobre la salud de las células, promueven el crecimiento de los glóbulos rojos, apoyan los niveles de energía, entre otros.

Desde el punto de vista de la fertilidad, algunas vitaminas del grupo B han mostrado ser eficaces para ayudar a promover la salud de los óvulos.

Esto podría prevenir la infertilidad asociada a problemas de ovulación y, también podría contribuir al mejorar la calidad del esperma.

De acuerdo con un gran estudio de salud pública llevado a cabo por la Universidad de Harvard, cuando se toman más cantidades de vitaminas B1, B2, B3, B6 y B12, está asociado a un riesgo cada vez menor de infertilidad asociada a trastornos de la ovulación.

Otros estudios han identificado que en algunos casos de infertilidad femenina suele estar relacionado con niveles bajos de vitamina B12.

Por otro lado, también se ha observado que niveles más elevados de la vitamina B12 y la vitamina B9 (o ácido fólico), están asociados a una mejor fertilidad y un mejor resultado en el tratamiento para la infertilidad.

Aunque se necesita más investigaciones, existe alguna evidencia que afirma que las vitaminas del complejo B, también podrían apoyar la calidad del esperma y mejorar la fertilidad masculina.

Es bien conocido que el ácido fólico, es una de las vitaminas más importantes durante el embarazo ya que apoya el desarrollo del cerebro del bebé y hace disminuye el riesgo de desarrollar malformaciones congénitas.

Ahora bien, en los hombres, también aumenta el nivel de testosterona y estimula el desarrollo de la masa y la fuerza muscular.

¿Cómo usarlo?

Las vitaminas del grupo B, se encuentran típicamente en fuentes de alimentos comunes como la leche, el queso, los huevos, pescados como el salmón o el atún, carnes rojas y blancas y en verduras de color verde oscuro, entre otras.

También existen otras fuentes de vitamina B, como los alimentos enriquecidos con vitamina del grupo B como jugos, cereales, entre otros.

Ahora bien, la mayoría de las personas obtiene suficiente vitamina del grupo B a través de la dieta. Sin embargo, puede ser conveniente el uso de multivitamínicos que incluyan las vitaminas del grupo B en personas que sigan dietas vegetarianas o veganas, aquellas personas con problemas crónicos de salud o personas mayores de 50 años, entre otros.

Esto se debe a que son las personas con mayor riesgo a desarrollar deficiencias nutricionales.

No obstante, también un multivitaminico para apoyar la salud reproductiva puede estar justificado siempre y cuando se consulte con el médico previamente.

Ahora bien, la dosis del suplemento puede variar de acuerdo a la marca y la concentración del producto.

Habla con tu médico para que este te recomiende una marca y la dosis apropiada.

¡Advertencias!

Al ser vitaminas hidrosolubles, estas vitaminas se excretan fácilmente a través de la orina y, por lo tanto, es muy poco probable tener demasiada vitamina B cuando se toma en dosis apropiada.

Sin embargo, al tomar dosis demasiado elevadas, es posible desarrollar síntomas indeseados como sed excesiva, alteraciones en la piel, calambres abdominales, vómitos, náuseas, entre otros.

A largo plazo, demasiada vitamina B, puede perjudicar la salud de los nervios.

Las personas con diabetes, problemas de hígado y anemia perniciosa, deben hablar con su médico antes de tomar suplementos de vitamina B.

Los suplementos de vitamina B pueden alterar la función de algunos medicamentos.

Habla con tu médico, especialmente si estás tomando algún medicamento como cisplatino, altretamina, antibióticos como el cloranfenicol, entre otros.

También algunos medicamentos para las convulsiones como la fenitoína pueden interactuar con los componentes de los suplementos de la vitamina B y ocasionar síntomas o resultados indeseados.

Vitamina C, el antioxidante que mejora la calidad del esperma

También conocida como ácido ascórbico, la vitamina C, es una vitamina capaz de diluirse en agua, por lo tanto, está incluida en el grupo de las vitaminas hidrosolubles.

La vitamina C, se conoce popularmente por su apoyo al funcionamiento del sistema inmunológico.

No obstante, también involucra muchos otros beneficios para la salud y, entre ellos, podría beneficiar a la salud reproductiva.

Las principales fuentes de vitamina C incluyen frutos cítricos como las naranjas o el kiwi, aunque esta vitamina se encuentra en muchos alimentos.

Ahora bien, aunque puedes obtener buena cantidad de vitamina C al tomarla con los alimentos, tomarla en forma de suplemento puede ser conveniente para apoyar el tratamiento de problemas reproductivos principalmente en hombres.

Beneficios para la salud

La vitamina C, cuenta con una poderosa acción antioxidante. Los antioxidantes son especialmente importantes en la prevención de enfermedades y, prevenir el daño que ocasionan los radicales libres producidos por el cuerpo sobre las células.

Además, la vitamina C, contribuye a la absorción del mineral hierro, el cual es un ingrediente fundamental para la hemoglobina de la sangre. Por lo tanto, obtener buena cantidad de vitamina C puede ser útil para prevenir la anemia.

Pero en el contexto reproductivo, algunos estudios revelan que la vitamina C puede apoyar a la movilidad de los espermatozoides y, además, aumentar el recuento de los mismos.

De acuerdo con una revisión realizado en el año 2016, numerosos estudios apoyan que consumir vitamina C en conjunto con vitamina E, resultó en una mejor cantidad y movilidad de espermatozoides. La misma revisión, afirmó que la integridad del ADN de los espermatozoides también fue mejorada, lo que se traduce en una mejor calidad de esperma y una mayor probabilidad de fertilidad.

Además del beneficio sobre la salud reproductiva, la vitamina C, es capaz de fortalecer las defensas naturales del cuerpo y, es útil para prevenir el desarrollo de enfermedades crónicas.

Otros beneficios para la salud:

-Ayuda a controlar la presión arterial alta.

-Disminuye el riesgo a desarrollar enfermedades cardíacas a través de la regulación de los lípidos en la sangre.

-Útil para proteger el pensamiento y la memoria de procesos neurodegenerativos.

-Disminuye el nivel de ácido úrico en la sangre contribuyendo a la prevención de la gota.

¿Cómo usarlo?

No hay duda que una manera fácil, económica y efectiva para obtener vitamina C, es a través de los alimentos.

De hecho, la mayoría de las investigaciones apoyan que una alimentación balanceada es la mejor manera de obtener los nutrientes suficientes que nuestro cuerpo necesita.

No obstante, también la mayoría de las personas en nuestro mundo occidental, no acostumbran a comer frutas y alimentos ricos en vitamina C de manera regular.

Entre los alimentos ricos en vitamina C que debes incluir en tu dieta se encuentran los chiles, las guayabas, las grosellas negras, la espinaca, el perejil, los kiwis, la col rizada, la naranja, entre otros. También puedes incluir alimentos fortificados con vitamina C.

Ahora bien, la cantidad recomendada diaria de vitamina C oscila a los 90 miligramos para los hombres y 75 mg para las mujeres.

El uso de suplementos puede ser beneficioso en personas que no obtienen suficiente vitamina C de su dieta, aquellos con enfermedades crónicas, durante el embarazo, la lactancia, entre otras. Puede tomarse dosis de hasta 2000 miligramos de vitamina C al día sin obtener efectos secundarios.

Sin embargo, tomar dosis tan elevadas si no hay criterios médicos para esta dosis, solo es un desperdicio de suplemento.

En su lugar, toma la dosis recomendada por tu médico o por la etiqueta del suplemento de tu marca preferida.

Recuerda antes que, antes de iniciar cualquier tratamiento complementario a través de suplementos o productos naturales, debes siempre hablar con tu médico, especialmente si estás tomando otros suplementos o medicamentos.

¡Advertencias!

La vitamina C al ser una vitamina que se disuelve en agua, es fácilmente eliminada de nuestro cuerpo a través de la orina. Por lo tanto, la vitamina C no suele almacenarse en el cuerpo y, es muy difícil que alcance dosis tóxicas.

Sin embargo, si tomas dosis demasiado elevadas de vitamina C en forma de suplementos, tienes más probabilidades a alcanzar niveles de toxicidad y desarrollar efectos secundarios.

La vitamina C es segura para la mayoría de las personas cuando se toma en las dosis adecuadas. Los efectos secundarios que algunas personas pueden tener por tomar suplementos de vitamina C son: náuseas, acidez, dolor de cabeza, malestar estomacal, diarrea, cálculos renales.

El riesgo a desarrollar efectos secundarios por tomar vitamina C aumenta cuando se toma dosis mayores a los 2000 mg.

Las personas con cáncer o con enfermedad renal crónica deben limitar el consumo de vitamina C y solo incluirlo de fuentes alimenticias.

Las personas que fuman o que consumen alcohol en grandes cantidades pueden tener más riesgo a tener deficiencia de minerales y vitaminas. En este caso, se necesitan dosis de tratamiento mayores para restaurar los niveles normales de vitamina C.

Si tomas más de 2 tragos de alcohol al día habla con tu médico para evaluar posibles deficiencias nutricionales.

Los suplementos de vitamina C pueden interactuar con medicamentos como la flufenazina, medicamentos para el cáncer, levotiroxina, niacina, warfarina, aluminio, entre otros.

Habla con tu médico acerca de tu medicación y la posible interacción que esta pueda tener con los suplementos de vitamina C. De igual manera, tomar suplementos de vitamina C, puede absorber mayor cantidad de hierro y, si te encuentras tomando suplementos de hierro, es posible que tengas más riesgo a desarrollar efectos indeseados por una cantidad excesiva de hierro.

Vitamina D, protege los huesos y consigue embarazos

La vitamina D, se trata de una vitamina esencial capaz de diluirse en grasas, es decir, que forma parte de las vitaminas liposolubles. Buena parte de la vitamina D que nuestro cuerpo necesita es producida en la piel una vez que esta tiene contacto con el sol.

También obtenemos vitamina D de algunas fuentes alimenticias y suplementos. A diferencia de otras vitaminas, la vitamina D, se comporta en el cuerpo como una hormona actuando como un mensajero y no solo como un participante del metabolismo.

Es por esta razón que la vitamina D, podría tener un efecto importante sobre todas las funciones corporales, desde el peso corporal hasta el funcionamiento de los órganos del cuerpo.

Beneficios para la salud

Muchos de los beneficios y funciones que la vitamina D ejerce sobre el cuerpo humano todavía son inciertos. No obstante, cada vez existe mayor evidencia de la necesidad que tenemos de esta vitamina para estar saludables.

Uno de los beneficios más comunes y reconocidos de la vitamina D, es que tiene una acción fundamental en la prevención de enfermedades de los huesos. Si no obtenemos suficiente vitamina D, nuestro cuerpo no podrá absorber suficiente calcio.

Como resultado, pueden ocurrir enfermedades en los huesos como raquitismo, osteomalacia y osteoporosis. Por lo tanto, suficiente vitamina D ayuda a mantener los huesos saludables. Ahora bien, el efecto de la vitamina D sobre la fertilidad beneficia tanto a hombres como a mujeres. La deficiencia de vitamina D está relacionada con infertilidad en hombres y en mujeres. Algunos estudios sugieren que la vitamina D en cantidades suficientes puede mejorar la estimulación de los ovarios y también podría mejorar la calidad del semen.

Además, las mujeres con síndrome de ovarios poliquístico, además, podrían tener niveles de vitamina D más reducidos según un análisis realizado en el 2019.

De hecho, la suplementación con vitamina D, podría mejorar la movilidad de los espermatozoides en hombres con infertilidad masculina idiopática o sin una causa identificada.

Otros beneficios para la salud:

-Podría proporcionar alivio para síntomas de enfermedades autoinmunes.

-Previene el desarrollo de procesos neurodegenerativos.

-Ayuda a reducir el riesgo de cáncer.

-Previene el desarrollo de la diabetes tipo 2.

-Reduce el riesgo de enfermedades cardíacas y accidentes cerebrovasculares.

¿Cómo utilizarlo?

Aunque la principal manera de obtener vitamina D es a través de pasar un tiempo bajo el sol, algunas personas pueden no absorber suficiente vitamina D. Por ejemplo, las personas con obesidad, color de piel más oscuro, ancianos, entre otros, tienen menos capacidad en su cuerpo de absorber vitamina D.

También puedes absorber vitamina D de alimentos como huevos, leche, algunos hogos, pescados grasos como el arenque o el salmón, entre otros. Además, alimentos enriquecidos con vitamina D como jugos, leche y cereales, puede ser otra fuente efectiva para tomar suficiente vitamina D.

Ahora bien, la cantidad de vitamina D recomendada al día son 600 UI (unidades internacionales) para menores de 70 años y hasta 800 UI para mayores de 70 años.

The Endocrine Society, recomienda a los adultos tomar entre 1500 a 2000 UI de vitamina D en forma de suplementos para evitar deficiencia de vitamina D.

Estas dosis pueden ser efectivas para ayudar a mejorar la fertilidad en hombres y en mujeres. Sin embargo, la dosis puede variar de acuerdo a las características especiales de cada persona.

Por esta razón, la opinión de tu médico es fundamental para determinar la dosis correcta para ti. También recuerda revisar la etiqueta del suplemento que compres y seguir las indicaciones del producto en caso que no tengas todavía la orientación de tu médico.

¡Advertencias!

Si tomas vitamina D en cantidades adecuadas, no tienes de qué preocuparte. No obstante, algunas personas pueden desarrollar efectos secundarios por tomar demasiada vitamina D.

Algunos de los efectos secundarios de la vitamina D en forma de suplemento son:

-Sequedad en la boca.

-Náuseas.

-Vómitos.

-Debilidad.

Por otro lado, dosis de vitamina D superiores a los 4000 UI al día, también puede ser inseguro ya que podría ocasionar que los niveles de calcio en la sangre sean muy elevados.

Algunas personas deben tener cuidado mientras toman suplementos de vitamina D, ya que podría empeorar algunas afecciones de salud.

Por ejemplo, el endurecimiento de las arterias conocido como aterosclerosis, puede empeorar cuando se toma vitamina D en forma de suplementos.

Esta reacción indeseada puede ser especialmente más preocupante en personas con enfermedad renal.

Es importante aclarar que estos efectos negativos solo se asocian al uso de suplementos, ya que es muy poco probable tener niveles peligrosos de vitamina D solo con alimentos o por exposición al sol.

Otras condiciones que pueden empeorar con el uso de dosis altas de vitamina D:

-Sarcoidosis.

-Tuberculosis.

-Linfoma.

-Hiperparatiroidismo.

-Histoplasmosis.

En niños, embarazadas y durante la lactancia puede utilizarse vitamina D, siempre que se sigan las dosis apropiadas indicadas por el médico.

Los suplementos de vitamina D pueden tener una interacción moderada con los siguientes medicamentos la, atorvastatina, diuréticos tiazídicos, diltiazem, verapamilo, digoxina, entre otros. Esto quiere decir que puede alterar el funcionamiento esperado para estos medicamentos y ocasionar efectos indeseados.

Selenio, el antioxidante que protege las células reproductivas

El selenio se trata de un oligoelemento esencial que funciona en nuestro cuerpo como un ingrediente extraordinario para nuestra salud. Aunque solo se necesitan pequeñas cantidades de selenio para obtener granes beneficios, este mineral juega un papel importante en diversos procesos corporales.

El selenio puede incrementar el efecto de los antioxidantes en el cuerpo, con lo cual puede ejercer mayor protección a las células de los radicales libres y el estrés oxidativo.

Beneficios para la salud

De acuerdo a recientes estudios, el selenio puede ser un elemento importante para la salud reproductiva.

Aunque no es muy común asociar la fertilidad con el selenio, este mineral podría contribuir a conseguir y mantener un embarazo.

Un estudio realizado en Polonia, informó que la deficiencia de selenio podría estar asociado a los abortos espontáneos.

Pero también, los bajos niveles de selenio podrían tener relación con una baja calidad del semen y una deficiente movilidad de los espermatozoides.

Otra investigación realizada en el 2019, encontró que el selenio podría contribuir a mantener la salud del líquido folicular que se encuentra rodeando los óvulos femeninos.

Con esto, podría representar una mejor salud reproductiva en las mujeres y también en los hombres.

Es posible que una suplementación que combine selenio con vitamina E, pueda ser conveniente para mejorar la calidad del semen.

Otros beneficios para la salud

-Disminuye el riesgo a desarrollar algunos tipos de cánceres.

-Contribuye a aliviar los síntomas del asma.

-Estimula la función del sistema inmunológico.

-Apoya la función de la glándula tiroides.

-Previene el deterioro mental y la progresión de enfermedades neurodegenerativas como Parkinson y enfermedad de Alzheimer.

-Contribuye a mantener una buena salud del corazón y protege contra las enfermedades cardíacas.

-Potente acción antioxidante.

¿Cómo usarlo?

El selenio se encuentra en el agua y en el suelo principalmente, pero no necesitas comer tierra para obtener suficiente selenio. Una buena alimentación saludable con alimentos cultivados con suelos ricos en selenio puede ser suficiente para obtener la cantidad necesaria de este mineral.

Alguno de los alimentos ricos en selenio son las nueces de Brasil, las semillas de girasol y los hongos shiitake, pero también puedes obtener selenio de las ostras, los huevos, las sardinas y hasta de la pechuga de pollo.

Ahora bien, la dosis diaria recomendada del selenio son 55 mcg al día para las personas mayores de 19 años.

La dosis del suplemento puede variar de acuerdo a diversos factores, siempre es mejor opción hablar con tu médico y no exceder más de 400 mcg diarios.

Puedes encontrar suplementos de selenio individuales o en presentación de multivitamínicos combinada con otros nutrientes importantes.

¡Advertencias!

La mayoría de las personas que toma selenio en las dosis adecuadas no suele presentar efectos secundarios. Sin embargo, tomar dosis mayores a 400 mcg al día puede incrementar el riesgo de toxicidad por selenio a corto plazo.

Pero tomar dosis inferiores a largo plazo durante mucho tiempo puede incrementar el riesgo a desarrollar diabetes. Por lo tanto, no debes tomar selenio por tiempo indefinido. Siempre interrumpe el uso de cualquier suplemento luego de 90 días de uso continuo y descansa por lo menos durante 2 semanas sin tomarlo.

Ahora bien, el selenio puede ocasionar efectos secundarios cuando se toma en forma de suplemento. Estos son: malestar estomacal, sarpullido, dolor de cabeza, fatiga, náuseas y vómitos, pérdida de peso, caída de cabello.

Los efectos pueden ser aún más graves cuanto mayor sea la dosis de selenio que tomes. Dosis extremadamente altas pueden causar falla orgánica y hasta muerte.

Las personas con enfermedades autoinmunes, hipoparatiroidismo, que reciban hemodiálisis y cáncer en la piel, deben evitar el uso de suplementos de selenio.

Algunos medicamentos como los barbitúricos, la warfarina, inmunosupresores, niacina, entre otros pueden interactuar con suplementos de selenio y ocasionar efectos adversos.

No tomes suplementos de selenio sin antes hablar con tu médico.

Zinc, combate la infertilidad masculina

El zinc es un oligoelemento esencial, es decir, que debe ser obtenido a través de la alimentación de forma regular ya que no puede almacenarse en el cuerpo. Este mineral ayuda al cuerpo a cumplir diversas funciones orgánicas, por lo tanto, cuando no obtenemos suficiente cantidad de zinc, el riesgo de desarrollar enfermedades aumenta.

Uno de las funciones más popularmente conocidas del zinc es apoyar la función del sistema inmunológico, pero además de esto, el zinc interviene en otras funciones.

Por ejemplo, el zin permite al cuerpo producir proteínas y ADN, esto es fundamental para el crecimiento, el desarrollo infantil y la cicatrización de las heridas.

Beneficios para la salud

El zinc es un mineral necesario para la formación de los espermatozoides. Varios estudios han observado que no obtener suficiente zinc puede conducir a espermatozoides de baja calidad, es decir, que la deficiencia de zinc puede reducir la fertilidad masculina.

Una revisión realizada en el 2020, reveló que el zinc es necesario para la fertilidad masculina y debe considerarse la suplementación con zinc para mejorar el resultado de la reproducción asistida.

Los investigadores afirmaron que el zinc es importante para mejorar la salud reproductiva. Sin embargo, la misma revisión señaló que eran necesarios más estudios.

Por otro lado, la salud reproductiva femenina también puede verse beneficiada de la suplementación con zinc. Un estudio llevado a cabo en el 2019, estableció que los niveles más bajos de zinc en la sangre, están relacionados también con mayor tiempo intentando conseguir un embarazo.

Dicho de otra manera, la deficiencia de zinc podría estar relacionada con una fertilidad reducida tanto en hombres como en mujeres. Otros de los beneficios del zinc es que apoya la función inmunológica evitando el desarrollo de infeccionas.

Además, sus propiedades antioxidantes podrían estar relacionadas con una prevención del desarrollo de las enfermedades crónicas más comunes como la hipertensión arterial y la diabetes. El zinc también es beneficioso para la correcta cicatrización de heridas y el mantenimiento de una piel sana.

Otros beneficios para la salud:

-Previene el daño celular en la retina asociado al envejecimiento conocido como degeneración macular.

-Ayuda a prevenir la osteoporosis ya que es esencial para la formación y la buena salud de los huesos.

-Estimula la función cognitiva y podría mejorar la memoria y el aprendizaje.

-Ayuda a reducir los síntomas neurológicos como dolor de cabeza, neuropatía periférica y hormigueo.

-Reduce el tiempo de duración del resfriado común.

¿Cómo usarlo?

Las fuentes alimenticias de zinc son muy diversas y fáciles de obtener a través de casi cualquier tipo de alimentación. Algunos de los alimentos que contienen mayor proporción de zinc son las carnes, los mariscos y los pescados.

También puedes encontrar zinc en las nueces, los frijoles, cereales de grano entero, productos lácteos y algunos alimentos fortificados. No obstante, las personas que tienen una dieta basada solo en plantas, pueden necesitar una cantidad de zinc adicional a través de suplementos. Esto se debe a que el zinc encontrado en las plantas es más difícil de absorber.

Ahora bien, los suplementos de zinc se encuentran disponibles en varias presentaciones adaptables a todos los gustos y necesidades. Por ejemplo, puedes encontrar el zinc en forma de cápsulas, en forma líquida, en tabletas y hasta en cremas y ungüentos.

La dosis del zinc como suplemento puede variar de acuerdo a muchos factores, sin embargo, los adultos mayores a los 19 años de edad, deben evitar consumir más de 40 mg de zinc al día.

Aunque el zinc es un mineral necesario para la salud, algunos estudios afirman que demasiado zinc puede causar el efecto contrario sobre la fertilidad masculina.

Es decir, demasiado zinc puede causar toxicidad en los espermatozoides y perjudicar su capacidad reproductiva. Es por esta razón que seguir las dosis apropiadas para el zinc es fundamental para obtener los beneficios esperados para la salud.

¡Advertencias!

Los beneficios del zinc son muchos, pero también tiene muchos riesgos si no se toma en dosis adecuada en forma de suplementos.

Tomar dosis excesivas de zinc puede ocasionar toxicidad y desencadenar síntomas como náuseas, vómitos, pérdida del apetito, malestar abdominal, diarrea y dolor de cabeza.

Además, tomar dosis elevadas puede ocasionar problemas más serios.

Una dosis superior a 150 a 450 mg al día puede conducir a problemas urogenitales, reducción de los niveles de cobre en la sangre, disminución de la función del sistema inmunológico.

También es posible que demasiado zinc reduzca el nivel de colesterol de lipoproteínas de alta densidad, es decir, el colesterol "bueno".

Un bajo nivel de colesterol "bueno", puede aumentar el riesgo de problemas cardiovasculares. Demasiado zinc también puede modificar la función del hierro. Por otro lado, el zinc puede además ocasionar alteraciones en el funcionamiento de algunos medicamentos. El zinc puede interactuar con otros medicamentos y reducir su efectividad ocasionando que no cumplan con el objetivo esperado del tratamiento.

Por ejemplo, los diuréticos tiazídicos como la clortalidona y la hidroclorotiazida ocasionan que sea eliminada mayor cantidad de zinc a través de la orina. Tomar demasiado tiempo estos medicamentos puede ocasionar a largo plazo deficiencia de zinc.

Otros medicamentos que pueden interactuar con los suplementos de zinc son los antibióticos como la tetraciclina y la quinolona.

La penicilamina combinada con suplementos de zinc reduce la efectividad de ambos medicamentos. Cuando estés por iniciar cualquier plan de tratamiento con suplementos, no olvides hablar primero con tu médico. Tu médico podrá detectar si es seguro tomar este suplemento y qué dosis será la más conveniente para tu salud.

Otros suplementos para la fertilidad

Existen distintos suplementos que pueden ser efectivos para ayudar a mejorar la fertilidad tanto masculina como femenina.

A continuación, conocerás algunos otros suplementos que puedes considerar utilizar para mejorar tu probabilidad de conseguir un embarazo.

Consulta a tu médico antes de tomar cualquier suplemento o medicamento.

Acetil L- carnitina:

- Efecto antioxidante que promueve la salud del sistema reproductivo femenino.

- Mejora la motilidad de los espermatozoides.

- Mejora los síntomas del síndrome de ovarios poliquísticos, la endometriosis y la amenorrea.

- Requerimientos: 1 a 3 gramos al día

Calcio

- Contribuye a la formación de esperma, por lo que puede ser efectivo principalmente para la fertilidad masculina.

- Requerimientos 1000 miligramos al día.

Coenzima Q10

-Mejora tanto la concentración como la motilidad de los espermatozoides.

-Mejora la respuesta ovárica para la fertilización in vitro

-Requerimientos: 150 a 2400 mg al día

Vitamina E

-Promueve la función de los espermatozoides.

- Requerimientos: 15 mg al día

Omega-3

-Apoya conseguir un embarazo después de los 35 años.

-Aumenta la motilidad de los espermatozoides.

-No más de 6 gramos al día.

Capítulo 11. Ejercicios y fertilidad

Lo que hacemos diariamente puede afectar positiva o negativamente nuestra calidad de vida. La salud reproductiva, también se ve influenciada por todos aquellos factores de nuestro estilo de vida como los hábitos, alimentación y, por supuesto, nuestro nivel de actividad física.

Los aspectos de vida como la edad, la nutrición, el peso corporal, el estrés psicológico y el ejercicio, pueden reducir la capacidad reproductiva tanto en hombres como en mujeres.

Una cantidad suficiente de ejercicios puede ser beneficiosa para mejorar la salud reproductiva. Agregar ejercicios a tu rutina diaria es una de las mejores acciones que puedes comenzar a practicar para mejorar tu fertilidad.

Esto se debe a que hacer ejercicios puede contribuir al control de diversos problemas de salud asociados a una mala fertilidad. Por ejemplo, hacer ejercicio puede ayudarte a perder peso, mejorar la sensibilidad a la insulina, entre otros beneficios.

Sin embargo, para aprovechar el efecto del ejercicio, es importante abordar las prácticas deportivas con el conocimiento y la guía de un profesional.

Aunque indudablemente el ejercicio es bueno para la salud física como la salud reproductiva, se ha demostrado que demasiado ejercicio podría tener el efecto contrario.

Es por esta razón que hacer ejercicio puede ayudarte a conseguir ese embarazo deseado, siempre y cuando realices actividad física moderada sin exceder su intensidad.

A través de las siguientes páginas, conocerás los aspectos más relevantes sobre el ejercicio y su efecto sobre tu salud, especialmente sobre tu salud reproductiva.

Además, encontrarás prácticos consejos que puedes seguir para ejercitarte de forma segura y obtener todos los beneficios esperados.

No olvides que antes de comenzar cualquier rutina nueva de ejercicio debes hablar antes con tu médico para que este te ayude a tomar la decisión de cuál es el mejor entrenamiento para ti.

Especialmente si estás en un tratamiento de fertilidad o te encuentras en cualquier tratamiento médico por cualquier motivo, no dejes de hablar con tu médico antes de empezar.

¿Qué dice la ciencia sobre el ejercicio y la fertilidad?

La fertilidad humana ha sido un tema de importancia para numerosos investigadores a nivel mundial. Gracias a sus investigaciones es posible reconocer la manera en la cual el ejercicio actúa sobre la salud y las probabilidades de conseguir un embarazo.

Las siguientes afirmaciones son el resultado encontrado en diversas investigaciones científicas con el objetivo de comprender el efecto de la actividad física sobre la fertilidad.

Esta información puede ayudarte a considerar las estrategias deportivas a llevar a cabo para mejorar la fertilidad.

Efecto del ejercicio en los hombres

-Los hombres que hacen ejercicio al menos 3 veces a la semana durante una hora normalmente sus parámetros de esperma son más altos que los hombres que realizan ejercicios más intensos y con mayor frecuencia.

-Los hombres que realizan actividad física de forma moderada, tienen un 15,2% de mejor morfología en su esperma.

-El ejercicio también ayuda a mejorar parámetros como la concentración, número total de espermatozoides y la velocidad de los mismos.

-Las personas que andan en bicicleta durante más de 5 horas a la semana, por el contrario, podrían presentar una correlación negativa en el recuento total de los espermatozoides y en su concentración.

-Estudios en ratas con obesidad demostraron que una estrategia que combine dieta con ejercicios incrementa la motilidad de los espermatozoides y mejora la forma del mismo. También contribuye a reducir en el esperma el daño del ADN.

-Los hombres que ven alrededor de 5 o más horas diarias la televisión pueden observar una reducción del 35 al 44% de la calidad y la cantidad de sus espermatozoides.

-El ejercicio excesivo puede ocasionar aumento del estrés oxidativo y perjudicar la fertilidad. Esto está relacionado con que el cuerpo no tiene el tiempo suficiente para recuperarse después de cada entrenamiento.

-El exceso de ejercicio reduce el nivel de testosterona.

Efecto del ejercicio en mujeres

-Se ha demostrado que la actividad física regular aporta un efecto protector sobre la fertilidad cuando es combinado junto a la pérdida de peso en mujeres con problemas de obesidad.

-Al igual que en el caso de los hombres, ejercicio excesivo puede asociarse a una alteración negativa del equilibrio energético del cuerpo. Como resultado, el sistema reproductivo puede verse afectado.

-Estudios afirman que un cuando la pérdida de energía diaria es superior a la ingesta energética de la dieta, ocurre un balance energético negativo.

Esto puede dar lugar a alteraciones en la función del hipotálamo y ocasionar anormalidades en la liberación de la hormona liberadora de gonadotropina (GnRH). Como resultado, puede conducir a irregularidades en las menstruaciones. Las mujeres deportistas suelen verse más afectadas por este efecto.

-Aumentar la frecuencia, intensidad y la duración del ejercicio, se asocia con una reducción de la fertilidad. Es más eficiente abordar entrenamientos moderados en lugar de ejercitar todos los días.

-La actividad física regular en mujeres infértiles con obesidad o sobrepeso está asociada a una mejor fertilidad al combinarse con pérdida de peso.

-La edad y la actividad física pueden influir en el resultado del ejercicio sobre la fertilidad.

-Los comportamientos sedentarios, es decir, acumular muchas horas al día sedentarias, es un importante factor de riesgo modificable para la infertilidad.

-El ejercicio regular ayuda a mejorar la fertilidad en las mujeres con síndrome de ovarios poliquísticos.

-Realizar actividad física regular y moderada puede conducir a la pérdida de peso y contribuir en la regulación de las hormonas reproductivas.

Ambos procesos son necesarios para controlar el síndrome de ovarios poliquístico, inducir la ovulación y mejorar la regularidad de las menstruaciones. Todas estas afirmaciones científicas indican que el ejercicio físico regular contribuye a mejorar las probabilidades de conseguir un embarazo.

No obstante, demasiado ejercicio podría perjudicar la tasa de reproducción y ocasionar alteraciones hormonales capaces de reducir la fertilidad tanto en hombres como en mujeres.

Ahora bien, el sedentarismo y la obesidad en ambos sexos está relacionado con tasas más bajas de embarazos. No hacer nada de ejercicio conduce a peores consecuencias no solo sobre la fertilidad sino también sobre la salud general incrementando el riesgo a desarrollar numerosas enfermedades metabólicas, endocrinas, cardiovasculares y otras.

Influencia del peso y el ejercicio sobre la reproducción

No es necesario tener un cuerpo "perfecto" para conseguir un embarazo, sin embargo, estar lo suficientemente saludable es importante para conseguir mejorar las tasas de fertilidad.

El peso adecuado para mejorar las tasas de fertilidad, se traduce en el rango de peso normal que oscila entre la puntuación 18,5 a 24,9 de índice de masa corporal.

Este rango se asocia a una mejor función reproductiva, de modo que demasiado peso como muy poco peso pueden tener malos resultados en la reproducción.

Alrededor de un 12% de los casos de infertilidad pueden ser el resultado de un peso inferior al normal, es decir, por debajo de un índice de masa corporal de 18,5.

Otro 25% de los casos de infertilidad, por el contrario, pueden ser ocasionados por un índice de masa corporal superior a 24,9.

Como puedes darte cuenta, tener un peso demasiado bajo como un peso demasiado elevado puede ocasionar alteraciones en la producción de hormonas y una baja fertilidad.

Sin embargo, es posible que el índice de masa muscular no sea un indicador totalmente infalible para determinar un peso saludable.

Esto se debe a que este indicador evalúa la correlación entre el peso y la estatura sin distinguir entre grasa o músculo.

Esta distinción es particularmente importante entre las mujeres ya que un porcentaje de grasa corporal inferior al 12% puede alterar la ovulación.

De igual manera, la ovulación se ve alterada cuando la grasa corporal es mayor al 30 o al 35%.

Para ello puede ser necesaria una revisión al fisiólogo del ejercicio para medir apropiadamente la grasa corporal a través de otros procedimientos como, un calibrador de pliegues cutáneos.

Ahora bien, muy poco ejercicio o demasiado, pueden tener efectos perjudiciales sobre la salud reproductiva. Realizar ejercicios vigorosos durante más de una hora al día puede ocasionar una reducción de la producción de las hormonas que estimulan el funcionamiento de los ovarios.

Esto puede ocasionar que lo ovarios se vuelvan hipoactivos y, como resultado, reduzcan su capacidad de producir óvulos y el estrógeno necesario para la concepción.

Cuanto mayor sea la intensidad y la duración de las rutinas de ejercicio mayor esl el riesgo de baja fertilidad. Por otro lado, un ejercicio moderado puede tener importantes impactos sobre la salud general, aumentar la fertilidad y mejorar las probabilidades de concebir. Cuando haces ejercicio tu metabolismo mejora, además, al bombear más sangre e tu corazón, tu circulación también se hace más eficiente.

Durante el ejercicio moderado todas las células de tu cuerpo se nutren y oxigenan mejor a través del flujo sanguíneo optimizado. Esto puede mejorar la reproducción de los óvulos. La actividad física regular también estimula las glándulas endocrinas encargadas de producir hormonas necesarias para que los óvulos maduren apropiadamente. Mientras que demasiado ejercicio incrementa los niveles de estrés y altera la regularidad del ciclo menstrual y la fertilidad, el ejercicio moderado puede, de hecho, tener el efecto contrario.

Hacer ejercicio es un mecanismo efectivo para aliviar el estrés debido a que aumenta la liberación de hormonas asociadas a la felicidad mientras que reduce el cortisol u hormona del estrés.

Recordemos que el estrés emocional también influye sobre la reducción de la fertilidad y, en este caso, el ejercicio puede ser un extraordinario aliado para combatir la baja fertilidad asociada al estrés.

Los estudios actuales informan que tan solo reducir el 10% del peso corporal cuando se tiene sobrepeso u obesidad, es efectivo para mejorar la salud y la fertilidad.

Recomendaciones de ejercicios para la fertilidad

La estrategia apropiada para comenzar a hacer ejercicio y mejorar la fertilidad es seguir las pautas generales de ejercicio. Es decir, la "dosis" adecuada para la mayoría de las personas que quieren obtener los beneficios del ejercicio deben realizar al menos 150 minutos de actividad física semanales.

Esto puede ser traducido en rutinas de ejercicio de 30 minutos diariamente a una intensidad moderada. Sabes que realizas una actividad física moderada cuando sudas un poco, te quedas sin aliento, pero aun así puedes hablar frases cortas.

Cada sesión de entrenamiento puedes llevarla a cabo durante 5 días a la semana y reservar 2 días de la semana para descansar. Preferiblemente emplea estos días de descanso para hacer alguna actividad que implique movimiento como jardinería, los quehaceres del hogar, entre otros. Cualquier estrategia que te ayude a vencer el sedentarismo es una gran elección.

Además de eso, evita que estos días de descanso se encuentren de forma consecutiva. Si tu peso es normal, es decir, entre los rangos de índice de masa corporal 18,5 y 24,9 puedes comenzar casi cualquier rutina de ejercicio a una intensidad moderada.

No obstante, si tu peso es inferior al normal o estás en sobrepeso y obesidad, debes consultar con un profesional fitness certificado para que este te indique la rutina que debes llevar a cabo.

Si ya te encontrabas realizando actividad física, debes mantener tus sesiones de entrenamiento a una hora o menos al día. Recuerda que hacer demasiado ejercicio puede tener efectos negativos sobre tu fertilidad.

Personas con sobrepeso u obesidad

Si tu peso corporal o porcentaje de grasa corresponde a los parámetros de una persona con sobrepeso u obesidad, obtendrás muy buenos beneficios de salud al reducir esos kilos de más. Para conseguir bajar de peso es conveniente reducir el consumo de calorías que obtienes diariamente de la alimentación. Además, incrementa de forma progresiva la actividad física que realizas diariamente.

Una buena medida de entrenamiento para bajar de peso es realizar sesiones de entrenamiento cardiovascular de 30 a 60 minutos cada una e incluir ejercicios de fuerza durante 30 minutos por lo menos 3 días de la semana. Con esto conseguirás reducir el exceso de grasa corporal y aumentar masa muscular.

La masa muscular es importante para mantener un peso saludable y, además, aumenta el metabolismo en reposo por lo que seguirás quemando calorías, aunque no estés haciendo ejercicio. Además, los ejercicios de fuerza como el levantamiento de peso aportan maravillosos beneficios para tu salud.

Incrementa lentamente la tolerancia al ejercicio para evitar entrenamientos demasiado rigurosos para el nivel de tu condición física.

Personas con bajo peso corporal

La conclusión más lógica para una persona que tiene un peso por debajo del normal es subir de peso. Sin embargo, algunas personas encuentran más trabajo que otras para conseguir subir tallas, pero una vez más el ejercicio puede ser una muy buena solución.

Por lo general, cuando las personas buscan bajar de peso priorizan los ejercicios cardiovasculares ya que estos permiten quemar un mayor número de calorías por sesión realizada.

Pero en el caso de subir de peso, debes priorizar los ejercicios de fuerza, es decir, aquellos que te ayudan a incrementar la masa y la fuerza de tus músculos. El objetivo no es subir de peso solo por subirlo, sino subir kilos sanamente.

Por otro lado, es extremadamente importante que incrementes el consumo de calorías diarias a un total de 2400 a 3500 calorías por día. Debes esforzarte en llevar tu porcentaje de grasa corporal al menos a un 12% y, allí la dieta juega un papel fundamental.

Si actualmente te encuentras en algún plan de entrenamientos y realizas ejercicios durante 5 o más días a la semana, debes limitar los entrenamientos a no más de 3 días a la semana.

No olvides que, si te encuentras en algún tratamiento de fertilidad o cualquier forma de control médico, debes hablar con tu proveedor de atención médica antes de dar comienzo a cualquier nueva rutina de entrenamiento.

Guía de ejercicios para la fertilidad

Cuando se trata de ejercicios hacer algo es mejor que no hacer nada. Esta frase quiere decir, que no importa la actividad física que quieras hacer siempre y cuando comiences a ponerte en movimiento. Lo único que debes vigilar durante tus entrenamientos es evitar excederte en sea cual sea la actividad de tu preferencia.

Ejercicio moderado

La intensidad del ejercicio moderado es aquella en la que sientes que la actividad es sostenible. Es decir, puedes respirar más profundamente de lo normal, pero sin quedarte sin aliento.

De acuerdo con el Colegio Estadounidense de Medicina Deportiva, los ejercicios aeróbicos de intensidad moderada son aquellos en los que se consigue alcanzar el 64 al 76% de la frecuencia cardíaca máxima esperada para la edad.

Puedes calcular tu frecuencia cardíaca máxima tomando el valor de 220 y restarle tu edad. Evitarás exceder la intensidad del ejercicio si utilizas un monitor de frecuencia cardíaca o un rastreador de actividad física. Estos dispositivos te ayudarán a conocer con precisión en qué zona de frecuencia cardíaca te encuentras durante el entrenamiento.

Monitorear tu frecuencia cardíaca, te ayudará a evitar excesos de intensidad en el ejercicio. Algunos de los ejercicios con intensidades moderadas que puedes seguir son:

-Caminar.

-Andar a bicicleta.

-Aeróbics acuáticos.

-Natación.

-Bailar rápido socialmente.

Los siguientes son ejemplos de actividades deportivas en las que tienes más probabilidades de aumentar la intensidad:

-CrossFit.

-Racquetball.

-Entrenamiento por intervalos de alta intensidad (HIIT).

-Correr.

Demasiado ejercicio puede afectar la fase lútea del ciclo menstrual femenino.

El ejercicio excesivo puede acortar la fase lútea y, esto a su vez puede interferir con la capacidad de conseguir un embarazo debido a la reducción de los niveles de progesterona.

Las siguientes son algunas recomendaciones de ejercicios que puedes hacer para mejorar tu salud y tus probabilidades de conseguir un embarazo.

Caminar

Aunque los investigadores coinciden que no hay un ejercicio que sea mejor que otro para aumentar la probabilidad de quedar embarazada, las caminatas han demostrado interesantes beneficios para la fertilidad.

Estudios indican que las mujeres que han experimentado uno o más abortos espontáneos pueden beneficiarse de caminar.

El simple acto de caminar puede contribuir para que las mujeres con obesidad y problemas de fertilidad puedan embarazarse y llevar a su bebé a término.

Las principales explicaciones que justifican las caminatas en las personas con obesidad, es que a menudo, la obesidad se acompaña con síndrome de ovarios poliquísticos o prediabetes.

El resultado de ambas condiciones son desequilibrios hormonales que potencialmente conducen problemas de fertilidad o a la pérdida temprana del embarazo.

Caminar, además, es una actividad de bajo costo, bajo impacto, fácil de realizar casi por cualquier persona, pero con un poderoso impacto en el cambio del estilo de vida y estado de salud en general.

Estudios afirman que tan solo una caminata diaria de al menos 10 minutos ya es suficiente para mejorar la probabilidad de las mujeres con obesidad y sobrepeso para quedar embarazada.

Consideraciones

-Caminar no necesita ningún equipo, pero una ropa fresca y cómoda junto con unos zapatos cómodos puede hacer más satisfactoria la experiencia.

-No necesitas cambiar tu rutina diaria para comenzar a caminar, solo unos ajustes y ya estarás ejercitándote. Prueba con ir caminando al trabajo o la tienda. También puedes simplemente pasear al perro.

-Una caminata de 15 minutos a un ritmo suave puede ser suficiente para personas que están comenzando a ejercitarse especialmente cuando hay sobrepeso u obesidad.

-Si tu horario está demasiado ocupado para salir a dar un paseo, intenta realizar tareas cotidianas como hablar por teléfono o revisar tu correo electrónico caminando sobre una cinta de correr.

-Escucha a tu cuerpo, un poco de dolor al día siguiente en las piernas es normal, pero si durante el ejercicio experimentas un agudo intenso dolor o un agotamiento extremo, es momento de detenerse.

-Finaliza cada sesión de caminata con estiramientos ligeros. Evitarás el dolor del día siguiente y previenes las lesiones musculares. También te ayudará a mejorar y mantener tu flexibilidad.

Nadar

Nadar es un ejercicio cardiovascular de bajo impacto que puedes adaptar también a una intensidad moderada. Los ejercicios realizados en la piscina pueden ser efectivos y refrescantes para aumentar tu actividad física.

Debido a que el agua actúa como una especie de resistencia para el cuerpo, puedes tonificar y fortalecer tus músculos. Esto es especialmente importante ya que al nadar incorporas muchos grupos musculares a la vez.

Como resultado, puedes conseguir fortalecer tus músculos mientras realizas trabajo cardiovascular. La natación es un ejercicio estupendo para ayudar a tu cuerpo a reducir los niveles de cortisol ocasionados por el estrés.

Además, nadar es una excelente manera de ejercitarte si estás comenzando ya que es un ejercicio suave para tu cuerpo. Si tienes sobrepeso, obesidad o cualquier problema articular, la natación es efectiva para proteger tus articulaciones del impacto del ejercicio ya que no implica sacudidas bruscas sobre superficies rígidas.

De igual manera, la natación es un elemento efectivo para conseguir bajar de peso si tienes sobrepeso u obesidad. Uno de los mejores aspectos de la natación, es que puedes convertir este tipo de entrenamiento en un ejercicio desafiante o, por el contrario, progresar lentamente de acuerdo a tu condición física y objetivos.

Todos estos aspectos convierten a la natación en una buena opción para comenzar a ejercitarte. La natación contribuye a regular tus hormonas, bajar de peso y más beneficios para mejorar tus probabilidades de conseguir un embarazo.

Consideraciones

Existen muchos tipos de estilo de natación, pruébalos todos y elige el que más te guste. No obstante, siempre es buena idea considerar inscribirse en una clase para aprender la manera más segura de ejercitarse en el agua.

Si comienzas a nadar en una piscina pública, asegúrate de conocer las reglas de la misma. La seguridad y la convivencia es importante para disfrutar la piscina.

Técnicamente no necesitas mucho equipo para comenzar a nadar. Un bañador cómodo que haya sido diseñado para entrenar, te dará una rutina de entrenamiento mucho más agradable.

Además, algunas marcas de ropa deportiva pueden ofrecer diseños y telas más apropiadas y duraderas para el uso continuo. El equipo de natación principalmente incluye gorro de natación y lentes.

Sin embargo, algunos nadadores disfrutan de utilizar kickboard, tire de la boya, aletas y paletas. No es necesario que compres todo el equipo, habla primero con tu entrenador para conocer las rutinas de tus entrenamientos. No olvides llevar una toalla seca.

Los entrenamientos de principiantes pueden ser tan simples como nadar una vuelta hasta el final de la piscina y regresar. Cada sesión de natación puede tener una duración de 15 a 30 minutos.

Bailar

La danza es un buen ejercicio y una actividad social recreativa que puedes disfrutar en compañía de tu pareja. Los estudios afirman que la danza es un excelente instrumento para ayudarte a perder peso, alivia el estrés y te mantendrá flexible.

Diversas investigaciones afirman que bailar en pareja puede contribuir a reducir el estrés el cual se asocia a problemas para concebir. También se ha demostrado en un grupo de personas con depresión, que las personas que participan en bailes grupales y alegres sufren menos síntomas de depresión.

Además, las personas que bailan pueden expresar con más frecuencia una mayor vitalidad que las personas que no bailan. Bailar tiene importantes efectos para la salud ya que al ser una actividad cardiovascular puedes mejorar significativamente la salud de tu corazón al ritmo de la música.

No obstante, la danza aeróbica es tan efectiva para perder peso como lo es correr o andar en bicicleta de acuerdo a recientes estudios. Otros de los beneficios de la danza es que ayuda a mejorar la confianza, optimiza la función cerebral.

También optimiza las relaciones sociales mientras mejora la coordinación y la agilidad y trabaja en la autoconfianza y la autoestima.

Consideraciones

-Es fácil emocionarse con el ritmo de la música. Sin embargo, recuerda empezar a un ritmo suave y mantenerte en un ritmo moderado.

-Mantén una buena hidratación tomando agua suficiente antes, durante y después de bailar. Probablemente sentirás más sed si bailarás en un ambiente cálido, lleva suficiente agua contigo.

-Algunos pasos de baile pueden ser complicados de entender si es tu primera vez. Observa detenidamente los movimientos y apréndelos cuidadosamente

-Disfruta del baile, muévete con tanta fluidez como puedas. Esta puede ser una extraordinaria excusa para pasarla bien con tu pareja.

Ciclismo

Durante años se ha creído que el ciclismo puede ocasionar infertilidad en los hombres. Sin embargo, recientes estudios afirman que el ciclismo en sí no es responsable de una baja fertilidad.

Una investigación realizada en University College London, evaluó los datos de más de 5.000 hombres ciclistas para evaluar la calidad del esperma.

Los investigadores de este estudio no observaron un vínculo entre la infertilidad o la disfunción eréctil con los kilómetros recorridos en la bicicleta. Por el contrario, el ciclismo realizado a niveles moderados está asociado a muchos beneficios para la salud que superan cualquier riesgo.

El ciclismo es una actividad cardiovascular o aeróbica por lo que ofrece un beneficio importante sobre la salud del corazón y los pulmones. Además, andar en bicicleta incrementa la fuerza y la flexibilidad de los músculos mientras que, a su vez fortalece los huesos.

Las personas que andan en bicicleta tienen un mejor control de los niveles de estrés y, también, reducen sus síntomas de ansiedad y depresión.

Andar en bicicleta es una actividad favorable para mejorar la salud general y la fertilidad tanto en hombres como en mujeres cuando se realiza a una frecuencia e intensidad moderadas. Por otro lado, andar en bicicleta permite mejorar la postura corporal y también la coordinación.

Debido a que se trata de un entrenamiento cardiovascular, podrás perder mayor número de calorías por sesión. Esto se traduce en que podrás perder esos kilos de más pedaleando en tu bicicleta.

Si tienes problemas con tus articulaciones, la bicicleta es una buena alternativa ya que este se trata de un entrenamiento de bajo impacto. Esto quiere decir que no estarás colocando peso extra sobre tus rodillas y articulaciones. Otro de los beneficios de andar en bicicleta es que es efectivo para mejorar la fuerza y la resistencia mejorando tu aptitud aeróbica.

También su nivel de dificultad es bastante bajo ya que no requiere niveles elevados de habilidad física para una buena ejecución. Además, una vez que aprendes, jamás lo olvidas. El ciclismo es un rápido y ecológico medio de transporte, por lo tanto, puedes incluirla fácilmente en tu rutina diaria.

Consideraciones

-Los asientos de las bicicletas pueden adaptarse. Comenzar a realizar una rutina de ejercicio regularmente implica procurar tener siempre la mayor comodidad.

Si andando en bicicleta comienzas a experimentar dolor en la parte delantera de la rodilla, es muy probable que el asiento de tu bicicleta se encuentre demasiado bajo. Esto ocasiona que debas estirarte un poco en cada pedaleada.

-Un buen equipo es buena idea, pero no siempre necesario. Si estás comenzando con el ciclismo, no necesitas inmediatamente la bicicleta de primera línea, ni zapatos especiales.

Puedes comenzar con equipo básico, pero siempre debes comenzar con un casco y conservando todas aquellas medidas de seguridad.

-Si darás largos paseos en tu bicicleta, lleva contigo suficiente agua y algunas golosinas para el camino.

-La altura del asiento de tu bicicleta, debería ser suficientemente alta como para que puedas realizar una ligera flexión de la rodilla cuando tu pie se encuentre ubicado en la parte de abajo del golpe del pedal.

-Al momento de comprar una nueva bicicleta prueba si el tamaño es el más apropiado para ti.

-Cuida y mantén en buen estado tu bicicleta para evitar sufrir incidentes. Un mantenimiento de rutina regularmente prolongará la vida útil de tu bicicleta.

-Empieza con una intensidad y duración suave de modo que puedas subir progresivamente el nivel de entrenamiento.

-Recorre rutas conocidas si vas sin compañía.

Como estos existen muchos entrenamientos ′tiles para mejorar tu salud general y aumentar tu tasa de reproducción. Si quieres realizar cualquier otra actividad física que no se encuentre en la lista de sugerencias, puedes intentar hablar con tu entrenador fitness calificado. Pídele que incluya programas de intensidad moderada de la actividad de modo que puedas apoyar la fertilidad. Sin embargo, no comiences ningún tratamiento o rutina de ejercicio a menos que cuentes con la autorización de tu médico. Tanto la intensidad, como la frecuencia de ciertas actividades puede resultar en alteraciones en el resultado del tratamiento de fertilidad.

Capítulo 12. Educación para tratar la infertilidad

La infertilidad es un problema que afecta en igual proporción a hombres y a mujeres. A menudo el estrés por no conseguir un embarazo en el tiempo deseado, puede empeorar las condiciones de salud que afectan la reproducción. La Organización Mundial de la Salud (OMS), define la infertilidad como una enfermedad del sistema reproductivo femenino o masculino.

Esta se caracteriza por la imposibilidad de lograr o conseguir un embarazo después de 12 meses o más tiempo de tener relaciones sexuales regulares sin protección. En el caso de las mujeres mayores de 35 años se habla de problemas reproductivos cuando luego de 6 meses de relaciones sexuales regulares sin protección, no se consigue el embarazo. Las mujeres mayores de 40 años que quieren un embarazo deben buscar asesoría médica si después de 3 meses no logran embarazarse.

Datos de interés

-La infertilidad es un problema que afecta a millones de personas en edad reproductiva a nivel mundial.

-Se estima que alrededor de 48 millones de parejas a nivel mundial viven con infertilidad.

-Las personas con infertilidad o problemas para conseguir un embarazo oscilan entre los 186 millones de personas.

-En los Estados Unidos, aproximadamente el 6% de las mujeres casadas entre los 15 a 44 años no pueden quedar embarazadas luego de un año de intentarlo.

-Se estima que hay alrededor del 30% de probabilidades de conseguir un embarazo en cada ciclo.

-Alrededor del 12% de las mujeres entre los 15 y 44 años de edad presentan problemas para llevar un embarazo a término.

-En los Estados Unidos, casi el 9% de los hombres entre los 25 y 44 años notificaron que ellos o su pareja consultaron con un médico para evaluar o tratar problemas asociados a fertilidad.

-Las mujeres nacen con todos los óvulos que tendrán a lo largo de su vida, estos se van madurando en óvulos fértiles durante el ciclo menstrual.

-Los espermatozoides tardan en formarse y alcanzar su estado maduro alrededor de cada 2 meses y pueden permanecer vivos durante 3 días.

Consejos y recomendaciones generales para prevenir la infertilidad

Algunas causas de la infertilidad no pueden prevenirse ni tratarse con medicinas naturales. Sin embargo, las siguientes estrategias o recomendaciones generales podrán mejorar tu salud y contribuir a mejorar tus probabilidades de conseguir un embarazo.

1. Mantén tu peso controlado

Si tienes tu peso demasiado elevado o demasiado bajo, puedes reducir tu probabilidad de conseguir un embarazo. Los extremos de peso pueden ocasionar alteraciones en los ciclos menstruales y ocasionar disminución de tu fertilidad. Además, la obesidad se asocia con mayor riesgo de diabetes gestacional, preeclampsia, abortos espontáneos, entre otras complicaciones. Mantén tu peso dentro del índice de masa corporal 18,5 y 27 para mejorar tus tasas de reproducción.

2. Evita el alcohol

Además de que el alcohol en exceso puede tener compromisos para la salud, si estar buscando conseguir un embarazo, debes evitar beber alcohol. El alcohol, aunque puede ayudar a relajarte, también loquea la absorción de diferentes nutrientes esenciales para tu salud. También el alcohol interfiere con el crecimiento y el desarrollo del cerebro y del sistema nervioso del bebé.

Beber alcohol puede afectar el resultado de tu embarazo en cualquier etapa, pero especialmente durante las primeras etapas de desarrollo. Además, en los hombres el alcohol reduce el nivel de la hormona sexual conocida como testosterona y puede aumentar el riesgo de sufrir de disfunción eréctil.

Si te encuentras recibiendo tratamientos para la fertilidad más de 4 tragos a la semana ya pueden reducir tus probabilidades de embarazo. No se sabe con exactitud qué cantidad de alcohol es necesaria para reducir tu fertilidad. Por lo tanto, evitar las bebidas alcohólicas puede ser la mejor opción para ti si estas intentando tener un bebé.

3. Deja de fumar

Fumar mata. Y no solo incrementa el desarrollo de muchos problemas de salud potencialmente mortales, también puede matar tus probabilidades de lograr un embarazo. Más de 10 cigarrillos al día están asociados con una gran disminución de la fertilidad. Las sustancias encontradas en los cigarrillos tienen el potencial de dañar tus ovarios e impedir la producción normal de óvulos maduros.

Además, fumar ocasiona cambios en las trompas de Falopio y en el cuello uterino. Esto puede asociarse con un mayor número de abortos espontáneos. Fumar también puede aumentar el riesgo a desarrollar lo que se conoce como embarazos ectópicos o fuera del útero. Estos embarazos no permiten que el embrión crezca adecuadamente y, este tipo de embarazos termina en abortos con extracción de trompas de Falopio debido al daño. El resultado es una importante reducción de fertilidad en el futuro.

También el humo del cigarrillo puede reducir el recuento y la velocidad de los espermatozoides afectando la fertilidad masculina.

4. Realiza actividad física con moderación

El sedentarismo o pasar demasiado tiempo sentado o en inactividad está relacionado con la aparición de muchas enfermedades. La actividad física te ayudará a mejorar tus tasas de reproducción siempre y cuando lo hagas con moderación.

Demasiado ejercicio puede afectar tus niveles hormonales y alterar tu ciclo menstrual causando una disminución de la fertilidad. Pero si haces demasiado poco ejercicio también estas en riesgo de tener problemas de salud como la obesidad y la diabetes. Estas dos enfermedades también pueden reducir la fertilidad tanto en hombres como en mujeres.

No hay duda que una vida saludable también tiene que incluir actividad física, pero si quieres conseguir un embarazo debes dejar los triatlones para otros momentos. Entrena no más de 30 o 60 minutos al día a una intensidad moderada. Esto quiere decir que mientras estás haciendo ejercicio todavía puedes hablar sin quedarte abrumadoramente sin aliento. Descansa 2 o 3 días sin actividad deportiva a la semana.

5. Incluye suplementos y vitaminas

Los multivitamínicos pueden mejorar tu fertilidad y hacerte sentir mucho mejor con tu salud. Se estima que alrededor del 20% de los casos de infertilidad ovulatoria pudieron haber sido evitados tan solo si las mujeres obtuvieran más de 3 multivitamínicos por semana. Un multivitamínico ideal para la salud reproductiva especialmente de la mujer debe contener folatos.

Los folatos además de mejorar la fertilidad, son elementos cruciales en el desarrollo del bebé, especialmente las primeras semanas. También algunos suplementos naturales tienen alguna evidencia que respalda su uso en apoyo de la salud reproductiva. Aunque no debes tomar ningún suplemento o producto adicional al que tu médico te haya indicado sin antes consultar con este.

6. Mantén tu estrés bajo control

El estrés es parte del proceso de querer tener hijos, en especial debido a la angustia y la ansiedad que ocasiona no ver los resultados esperados tan rápidamente. Sin embargo, a medida que el nivel de estrés aumenta en las parejas que quieren tener hijos, también se reduce sus probabilidades de conseguir su esperado embarazo. Esto se debe a que el estrés más allá de una emoción desalentadora es un proceso hormonal capaz de alterar el funcionamiento de interno de nuestro cuerpo.

Las investigaciones muestran que el estés está vinculado a la reducción o el bloqueo de la fertilidad. Por lo tanto, recibir asesoramiento o apoyo para disminuir problemas como la ansiedad y la depresión también podría mejorar tus probabilidades de embarazo. Tomate tiempo para ti, relájate, dedica tiempo a las cosas que disfrutas hacer, sal de la rutina.

Si sientes que lidias con demasiada presión busca apoyo, no es necesario luchar solo contra el estrés.

Consejos rápidos para mejorar tu fertilidad

-Cuidado con lo que comes, demasiados carbohidratos refinados aumentarán tus niveles de insulina y reducirá tu fertilidad haciendo que el embarazo sea cada vez más difícil de lograr.

-Los suplementos con antioxidantes o comer alimentos ricos en antioxidantes también son efectivos para mejorar la fertilidad especialmente en hombres.

-Incorpora mayor cantidad de proteínas provenientes de fuentes vegetales.

-Cambia los lácteos bajos en grasa y, en su lugar, incorpora la versión de lácteos regulares o altas en grasa.

-Evita aquellos alimentos ricos en grasas trans. Incluye alimentos ricos en grasas saludables.

-Los desayunos ricos en calorías pueden ser convenientes para mejorar la fertilidad.

No retrases la consulta con tu médico para recibir tratamiento especialmente si tienes más de 35 años. En ocasiones la causa de la infertilidad puede ser producto de un trastorno tratable y al identificar el problema y recibir el tratamiento podrás mejorar considerablemente tus tasas de reproducción.

¿Cómo tratar la Infertilidad y conseguir embarazos?

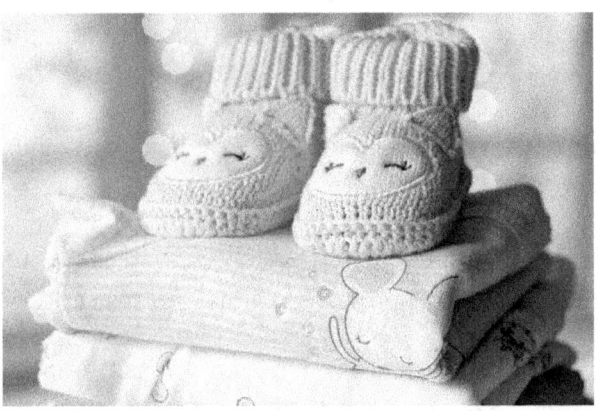

SECCIÓN 3. LA OPINIÓN DEL EXPERTO

En esta sección, el autor del libro, Dr. Mario Vega Carbó, presenta las respuestas a las principales inquietudes de su audiencia en relación a cómo tratar los problemas de infertilidad a través de medidas naturales que incluyen alimentos saludables, preparaciones a base de jugos y remedios encontrados en las plantas medicinales.

Parte 1. Alimentos y suplementos que ayudan a tratar la infertilidad y conseguir embarazos

La infertilidad es una expresión médica usada cuando una mujer no consigue concebir o llevar un embarazo a término luego de un año de mantener relaciones sexuales frecuentes. Se estima que este problema afecta a un 15% de las parejas. Sin embargo, con un tratamiento adecuado, la mayoría de ellas consigue tener bebés.

En un tercio de los casos la infertilidad se debe a factores femeninos. Otro tercio corresponde a factores masculinos, mientras que el resto es una combinación de ambos o no se conoce su causa exacta. El consumo de ciertos alimentos y suplementos minerales y vitamínicos puede ayudar en esta terapia.

Para hablar sobre este tema entrevistamos al Dr. Mario Vega Carbó, especialista en endocrinología, nutrición y medicina familiar, quién en la actualidad se desempeña como endocrinólogo en el Centro Médico Santa Fe y en el Consultorio Vega & Vado de Managua, Nicaragua.

-Doctor, ¿cómo la alimentación influye en los problemas para concebir?

Existen muchos factores que pueden afectar la capacidad reproductiva tanto de los hombres como de las mujeres. Entre ellos se encuentran los problemas físicos, psicológicos y emocionales, el estrés, el consumo de ciertos medicamentos, determinadas enfermedades o la exposición a disruptores endocrinos.

Los malos hábitos alimentarios y el estar por encima o por debajo de un peso saludable también interfieren en este proceso y pueden generar cambios en el sistema hormonal y en los órganos reproductores. Por ello es de vital importancia llevar una dieta adecuada que ayude al correcto funcionamiento del sistema reproductor y del organismo en general.

-¿Cómo afectan el sobrepeso y la delgadez extrema en estos casos?

En las mujeres el exceso de grasa corporal puede aumentar los niveles de estrógenos y provocar ciclos menstruales irregulares y problemas de ovulación. Además estas pacientes tienen más riesgos de abortos espontáneos y una menor respuesta a los tratamientos para la infertilidad, como la fertilización in vitro.

El bajo peso, por su parte, puede afectar el desempeño de las hormonas pituitarias, responsables de regular el ciclo ovulatorio y causar embarazos de riesgo. A su vez, los trastornos alimenticios como la bulimia y la anorexia generan amenorrea, es decir, la ausencia de la menstruación.

En el caso de los hombres la obesidad reduce los niveles de testosterona y afecta la producción de esperma. Lo mismo la delgadez extrema que puede provocar disfunción eréctil y una menor calidad y cantidad de espermatozoides.

-¿Qué nutrientes ayudan a mejorar la fertilidad en la mujer?

Entre los más recomendados se encuentran las vitaminas del grupo B, como el ácido fólico, que ayuda a crear células nuevas y prevenir defectos congénitos en el cerebro y la columna vertebral del bebé. Este se puede obtener de vegetales de hojas verdes, frutas, legumbres, nueces, panes enriquecidos, cereales y otros alimentos realizados con granos.

A las mujeres en edad fértil se les recomienda tomar al menos 400 mcg de suplemento de ácido fólico todos los días, mientras que a las embarazadas se les aconseja 600 mcg.

-¿Qué otras vitaminas y minerales son importantes?

Para ellas también es clave ingerir antioxidantes como las vitaminas A, C y E, que intervienen en el desarrollo de la placenta y evitan los radicales libres generados por el estrés oxidativo, los cuales pueden afectar la fertilidad. Estas vitaminas se encuentran en las verduras, las frutas y las grasas saludables.

Otro mineral a tener en cuenta es el hierro, que juega un papel fundamental en la ovulación y en los ciclos menstruales y su déficit durante el embarazo puede afectar al bebé. Está presente en los frijoles y guisantes secos, las lentejas, las legumbres, el brócoli, la espinaca, la col, las ciruelas, las pasas, los frutos secos, los granos integrales y los panes y cereales fortificados. A su vez, ingerir alimentos con alto contenido de vitamina C aumenta su absorción, la cual se obtiene de tomates, repollo, frutas cítricas, pimientos y fresas, entre otros alimentos.

Por otro lado, también se recomienda el consumo de ácidos Omega-3, que participan en el desarrollo del bebé y reducen los riesgos de parto prematuro y preeclamsia, una complicación del embarazo caracterizada por presión arterial alta y signos de daños hepático y renal. Además se cree que podrían ayudar a mejorar la ovulación.

Estos se obtienen de alimentos como el salmón, la caballa, la trucha de lago, el arenque, las sardinas, el atún, las semillas de lino, las nueces, la soja y el aceite de linaza. También se venden como suplemento en cápsulas de origen vegetal o como aceite de pescado.

-¿La falta de algunos nutrientes aumenta los riesgos de abortos espontáneos?

Sí, además de los ya mencionados también se ha asociado el déficit de calcio, vitamina D y zinc con un aumento en el riesgo de aborto espontáneo. El calcio ayuda a mantener una buena salud ósea y se encuentra en los productos lácteos como la leche, el queso y el yogurt, los vegetales con hojas verdes como el brócoli, pescados de huesos blandos como las sardinas en lata y el salmón, los cereales, las almendras y las nueces de Brasil.

Por su parte la vitamina D mejora las condiciones del endometrio para que el embrión tenga más probabilidades de implantación y es importante para el buen desarrollo del embarazo y del bebé. Se puede obtener mediante la exposición a la luz solar o consumiendo alimentos que la contengan, como leche, huevos, pescados grasos, cereales, carnes, pan y jugo de naranja.

En tanto la falta de zinc también provoca malformaciones y partos prematuros. Este mineral está presente en las carnes rojas, la yema de huevo, las algas, las nueces, la levadura, el chocolate negro, las semillas de calabaza y los granos enteros.

-¿Qué nutrientes ayudan a mejorar la fertilidad en el hombre?

En los hombres también son importantes las vitaminas A, C y E, el ácido fólico, los ácidos Omega-3 y el zinc, además del selenio y los aminoácidos, que mejoran tanto la concentración como la movilidad de los espermatozoides.

El selenio se consigue en alimentos vegetales, semillas de marañón, nueces, pescados, mariscos, carnes rojas, huevos, hígado, champiñones, germen de trigo y ajo. En cuanto a los aminoácidos, se recomienda el consumo de l-arginina y l-carnitina, que ayudan a la maduración de esperma. Estos están presentes en las carnes rojas, la carne de aves, las legumbres, los huevos, los frutos secos y los productos lácteos.

-¿Qué otros aspectos son importantes en la alimentación de las personas con problemas de fertilidad?

Como todo plan saludable, la dieta para estos pacientes debe ser rica en nutrientes y baja en grasas, con alimentos variados y libres de toxinas. Es importante incluir productos frescos, naturales y orgánicos, con frutas y vegetales de todos los colores, granos integrales, leche y lácteos descremados, pescados, mariscos, carnes magras, aves, huevos, nueces, frijoles y semillas.

Por el contrario se recomienda limitar la sal, el azúcar, el alcohol, las grasas saturadas y grasas *trans*, las harinas refinadas, las bebidas azucaradas, los alimentos procesados y las comidas rápidas. También las carnes rojas y la cafeína.

-¿Cómo afecta la hiperinsulinemia crónica en la fertilidad?

Esta condición en la que los niveles de insulina en la sangre son más elevados de lo normal genera una gran secreción de andrógenos y de leptina, los cuales impiden la ovulación.

A estas pacientes se les recomienda reducir los alimentos con un alto índice glucémico, como las grasas saturadas, los hidratos de carbono refinados y los dulces, y reemplazarlos por aquellos que contengan carbohidratos con menos probabilidades de provocar un aumento en la cantidad de glucosa en el cuerpo. Esto implica comer más frutas, verduras, proteínas magras, cereales integrales y legumbres.

-¿Las mujeres que siguen una dieta vegetariana tienen más dificultades para quedar embarazadas?

No necesariamente. Si el plan alimentario es realizado de manera correcta, este tipo de dieta puede ser muy completa y nutritiva. Lo importante es que no haya deficiencias nutricionales, se sea vegetariana o no, ya que esto puede alterar el normal funcionamiento de las hormonas, lo que es esencial para conseguir un embarazo.

-¿Qué son los disruptores endocrinos y cómo influyen en la fertilidad?

Los disruptores endocrinos son sustancias capaces de alterar el equilibrio hormonal y la regulación del desarrollo embrionario, pudiendo provocar efectos nocivos sobre la salud. Los mismos pueden interferir, aumentar, bloquear o disminuir las señales químicas de las hormonas, enviando mensajes confusos al organismo y generando consecuencias de todo tipo.

Entre otros problemas pueden causar trastornos relacionados con la salud reproductiva de la mujer -cáncer de mama y de vagina, infertilidad, quistes ováricos, endometriosis, abortos espontáneos, síndrome de ovario poliquístico, pubertad precoz- y con la función reproductora masculina -cáncer de próstata y de testículos, disminución de la calidad del semen, infertilidad, criptorquidia, malformaciones congénitas-, además de anomalías en los tractos reproductivos y desviaciones sexuales.

-¿En qué alimentos están presentes?

Los alimentos son la principal fuente de exposición a los disruptores endocrinos. Las miles de toneladas de plaguicidas que se fumigan cada año sobre cosechas y plantaciones dejan en ellos residuos invisibles que llegan directamente hasta los consumidores. Las frutas y verduras, por ejemplo, tienen en su composición una media de 20 pesticidas diferentes.

Además, es posible encontrarlos en pescados, mariscos, grasas, aceites, lácteos, envases, conservantes y suplementos nutricionales. También en el ambiente, como el aire, el agua y la tierra contaminados, y en productos de limpieza e higiene en el trabajo y en el hogar.

-¿Qué se puede hacer para evitar la exposición a los disruptores endocrinos en los alimentos?

Es importante reducir el consumo de alimentos y bebidas enlatadas, comidas procesadas y envasadas con film de PVC. Además es preferible consumir frutas y verduras frescas que congeladas y elegir alimentos orgánicos para reducir la exposición a pesticidas.

Por otro lado, se aconseja utilizar botellas y envases de vidrio para eludir materiales plásticos que puedan liberar BPA o ftalatos, y evitar calentar plásticos con comida o colocar alimentos o bebidas calientes en recipientes de este material.

Del mismo modo, siempre se deben utilizar platos de vidrio para calentar en el microondas y evitar la exposición de botellas de plástico al sol. En cuanto a los pescados, es importante buscar opciones pequeñas que suelen tener menor contaminación con mercurio.

-¿Cuáles son las frutas y verduras con mayor nivel de residuos de pesticidas?

Entre las frutas y verduras que se ha detectado que tienen un mayor nivel de estos residuos se encuentran la lechuga, el pepino, el tomate, la manzana, las frutillas, las peras, los pimientos, las naranjas, las mandarinas y las uvas.

Por el contrario, entre las que tienen menos están la banana, la espinaca y la zanahoria. Como consejo, las frutas y verduras se deben lavar y pelar para reducir su carga de pesticidas. De todos modos, siempre es mejor consumir productos orgánicos, que están totalmente libres de estos sintéticos, ya que se cultivan bajo normas muy estrictas.

-¿Qué tipo de alimentación se aconseja durante el embarazo y la lactancia para evitar la exposición a estas sustancias?

La lactancia materna siempre es recomendable, por más que ciertos contaminantes puedan estar presentes en la leche, ya que sus beneficios superan al riesgo de la exposición.

Por otro lado, durante este etapa se aconseja incrementar el consumo de alimentos frescos y reducir el de grasas, sobre todo las de origen animal, ya que estas últimas acumulan mayores niveles de contaminantes persistentes.

De igual modo, se recomiendan los alimentos ecológicos y evitar los pescados de gran tamaño, como el pez espada, el tiburón, el atún rojo y el lucio, que pueden acumular niveles muy elevados de mercurio y PCBs.

Además, es mejor no cocinar ni freír los alimentos a temperaturas muy altas y limitar el consumo de alimentos fritos.

-¿Fumar y consumir alcohol afectan la fertilidad?

Sí. Su consumo en exceso genera en los hombres espermatozoides con dificultad de locomoción y con morfología alterada, mientras que en las mujeres disminuye la calidad de los óvulos y aumenta los riesgos de abortos espontáneos.

-¿Y el consumo excesivo de café?

Distintos estudios demostraron que las mujeres que bebían más de 500 mg de café al día tardaron un 11 por ciento más de tiempo para concebir de manera natural. Por ello se aconseja consumirlo con moderación.

-¿Para quiénes se recomiendan los suplementos nutricionales?

Estos suplementos son utilizados para complementar una dieta sana, pero no para reemplazarla. Si una persona come en forma adecuada y se encuentra en buen estado de salud, los mismos no son necesarios.

No obstante, en algunos casos los suplementos pueden ser útiles para proporcionar nutrientes esenciales por ejemplo a los ancianos, a las mujeres embarazadas, a personas con trastornos alimenticios o problemas de fertilidad.

-¿Qué suplementos se recomiendan para las personas con problemas de fertilidad?

En caso de haber una deficiencia de los nutrientes ya mencionados, como las vitaminas del grupo B (ácido fólico), hierro, calcio, zinc, selenio, las vitaminas A, C, D y E, ácidos Omega-3 y los aminoácidos l-arginina y l-carnitina puede ser necesaria la suplementación.

También cuando hay niveles bajos de antioxidantes esenciales como glutatión, coenzima Q10, betacaroteno, curcumina, resveratrol, mioinositol y flavonoides, entre otras sustancias.

-Por último, ¿existen riesgos al consumir estos suplementos?

Sí, hay determinados productos que poseen ingredientes activos que pueden generan ciertos efectos perjudiciales en el organismo y causar interacciones con otros medicamentos. Por eso solo se aconseja su uso bajo prescripción y control médico, sobre todo durante el embarazo, ya que no todas las pacientes necesitan los mismos suplementos ni las mismas dosis.

Parte 2. Jugos naturales para combatir la infertilidad

La terapia para tratar la infertilidad en las mujeres depende de la causa, la edad y la preferencia personal de la paciente. La misma puede incluir medicamentos, cirugía o el uso de técnicas que ayuden a la concepción. En muchos casos, los desórdenes de ovulación se resuelven con el uso de fármacos como el citrato de clomifeno, la gonadotropina, la metformina, el letrozol o la bomocriptina.

En los hombres, la cirugía puede reparar las obstrucciones y los varicoceles, y revertir las vasectomías. En tanto, si hay una deficiencia hormonal, con tratamiento se puede mejorar la producción de esperma, mientras que los antibióticos pueden curar las infecciones en el tracto reproductor y ciertos medicamentos pueden combatir la disfunción eréctil.

Si la causa de la infertilidad es otra enfermedad o un problema psicológico o emocional, los mismos deben ser tratados. Si se debe al consumo de un determinado fármaco, el médico puede suplantarlo por otro. Además, dentro de la reproducción asistida, se puede realizar una inseminación artificial o una fecundación in vitro.

Junto con todo este abordaje, el consumo de jugos naturales también puede ayudar en la terapia. Para conocer más sobre este tema consultamos al Dr. Mario Vega Carbó, especialista en endocrinología, nutrición y medicina familiar, quién en la actualidad se desempeña en el Centro Médico Santa Fe y en el Consultorio Vega & Vado.

-Doctor, ¿quiénes tienen más riesgo de sufrir problemas de infertilidad?

Las personas mayores de 35 años, las fumadoras, las que tienen sobrepeso o delgadez extrema, las que sufrieron infecciones de transmisión sexual, las que beben alcohol en exceso y las que consumen drogas ilegales tienen más posibilidades de sufrir infertilidad.

También las que padecen de estrés o de depresión, las que están expuestas a ciertas toxinas, las que tienen determinadas enfermedades y los hombres que tuvieron un traumatismo en los testículos o una cirugía pélvica.

-¿Cómo la jugoterapia puede ayudar a estas parejas?

La jugoterapia busca prevenir y curar determinadas enfermedades mediante el consumo de jugos elaborados con frutas y verduras, que son reconocidas por su alta calidad nutricional.

En este caso las mismas pueden aportar vitaminas y minerales que contribuyan al buen funcionamiento del sistema reproductor y del organismo en general, y ayudar a llevar una dieta más sana y equilibrada, ya que los malos hábitos alimentarios y el sobrepeso y la delgadez extrema pueden generar cambios en el sistema hormonal y provocar infertilidad.

-¿Qué jugos naturales se recomiendan para estos pacientes?

Entre los más utilizados se encuentran el jugo de coliflor, brócoli y apio; el jugo de espinacas, apio y piña; el jugo de naranja, pera y semillas de lino; el batido de banana y nueces; el jugo de perejil, morrones y ajo; el jugo de zanahoria, judías verdes y col de Bruselas; el jugo de granada y pomelo; y el smoothy de frutas con yogurt.

-¿Qué beneficios tiene el jugo de coliflor, brócoli y apio?

El brócoli y el apio contienen ácido fólico, que ayuda a crear células nuevas y prevenir defectos congénitos en el cerebro y la columna vertebral del bebé. El primero también aporta beta carotenos, hierro y vitaminas A, B1, C, D y E, mientras que la coliflor es rica en potasio, fósforo y vitamina C.

Además de ayudar a mejorar la fertilidad, esta bebida combate el estrés y contribuye al mantenimiento del sistema inmune y a la salud de los huesos. Para prepararla se necesitan media taza de coliflor, media de brócoli, 2 ramas de apio y 200 ml de agua. Hay que lavar bien los ingredientes, picarlos y colocarlos en la licuadora, donde se mezclan hasta obtener una bebida homogénea.

-¿Y el jugo de espinacas, apio y piña?

Las espinacas son fuente de fibra, vitaminas, ácido fólico y hierro, que también juega un papel fundamental en la ovulación y en los ciclos menstruales, y su déficit durante el embarazo puede afectar al bebé. Por su parte, la piña es un antioxidante bajo en calorías que aporta yodo y vitamina C y ayuda a eliminar la grasa corporal. Además posee bromelina, que favorece la implantación del embrión.

Este jugo se realiza con media piña, 5 hojas de espinaca y 4 ramas de apio. Los ingredientes se lavan bien, la fruta se pela y todo se coloca en la licuadora para su mezcla. Se recomienda beberlo en ayunas por las mañanas.

-¿Qué necesita el jugo de naranja, pera y semillas de lino?

Para elaborarlo hacen falta 3 naranjas, 2 peras y 2 cucharas de semillas de lino. Primero se exprimen las naranjas y se trocean y retiran las semillas de las peras. Luego todos los ingredientes se colocan en la licuadora para su mezcla.

La naranja es rica en antioxidantes y vitamina C, mientras que la pera aporta calcio, potasio, hierro y fibras. En tanto las semillas de lino contienen ácidos Omega 3, que participan en el desarrollo del bebé, reducen los riesgos de parto prematuro y preeclamsia, y mejoran la ovulación.

-¿Y el batido de banana y nueces?

Para hacerlo se necesitan 25 gramos de nueces, una banana, 200 ml de leche y una pisca de canela en polvo. Todos los ingredientes se colocan en la licuadora, donde se bate hasta que quede sin grumos.

La nuez es una fuente importante de ácidos grasos Omega-3, zinc y selenio, que protege a los óvulos maduros y mejora tanto la concentración como la movilidad de los espermatozoides. Además reduce la prolactina y regula las hormonas.

La banana, por su parte, ayuda a proteger al sistema inmune al aportar potasio, magnesio, vitaminas A y del complejo B, y carotenos. También posee una actividad antioxidante que retrasa la menopausia y combate la endometriosis y la adenomiosis.

-¿Cómo se prepara el batido de aguacate y canela?

Este requiere 1 aguacate maduro, 1 cucharada de canela molida, el jugo de un limón y 1 vaso de leche de coco. El aguacate se corta a la mitad para sacarle la pulpa y el hueso, se troza y se mezcla con el resto de los ingredientes en la licuadora. Si queda muy consistente se le puede agregar un poco de agua.

El aguacate es fuente de ácido fólico, Omega 3, potasio, fibra y vitaminas que ayudan a producir óvulos más saludables. Por su parte la canela mejora el estado de ánimo, la utilización del azúcar y la calidad de los óvulos. Además funciona como afrodisíaco.

-¿Y el jugo de perejil, morrones y ajo?

Este se hace con 2 dientes de ajo, un manojo de perejil, 2 morrones de cualquier color y 2 cebollas. Hay que colocar todos los ingredientes en la licuadora con un poco de agua y 2 hielos para que quede bien fresco.

El ajo contiene selenio, vitamina C, proteínas, hierro, calcio y fibras que, junto a la cebolla, estimulan la circulación sanguínea y aportan nutrientes que mejoran la función sexual. Además protege contra las infecciones vaginales.

Por su parte el perejil es rico en hierro y vitamina K, mientras que los morrones cuentan con potasio, magnesio, vitaminas A y C y folatos que ayudan al normal desarrollo del tubo neural del feto, en especial durante las primeras semanas de gestación.

-¿Cómo ayuda el jugo de zanahoria, judías verdes y col de Bruselas?

La col de Bruselas también es rica en ácido fólico y vitaminas A, C y K, y tiene un bajo aporte calórico. Además es antioxidante y ayuda a prevenir el daño celular en el organismo.

Las judías verdes, en tanto, fortalecen al sistema inmunológico y a la remodelación ósea, mientras que la zanahoria regula la menstruación y la lactancia y ayuda a la formación de las hormonas sexuales. Su preparación requiere 1 taza de jugo de zanahorias, 3 judías verdes y 3 coles de Bruselas, los cuales se colocan en la licuadora para su mezcla.

-¿Y el jugo de granada y pomelo?

La granada es rica en ácido fólico, vitamina C y antioxidantes que combaten el estrés oxidativo. Además es baja en grasas y azúcares, mientras que el pomelo aporta vitaminas A y C y es un regenerador del sistema inmune.

Su preparación requiere 2 granadas, 2 pomelos y 100 ml de agua. Solo basta exprimir las frutas, mezclar todo, colar para eliminar los restos de pulpa y listo.

-¿Cómo se elabora el smoothy de frutas con yogur?

Para este se necesitan frutas que aumenten la fertilidad, como las fresas, los arándanos y los frutos rojos, que son antioxidantes y ricos en vitamina C y flavonoides. Solo hay que lavarlas y mezclarlas con yogurt para que quede bien cremoso.

Este último aporta potasio, calcio, magnesio y fósforo, entre otros minerales importantes para mejorar la fertilidad.

-Por último, ¿qué consejo le daría a una persona que practica la jugoterapia?

Le diría que estas bebidas no suplantan a una alimentación balanceada, ya que no cuentan con la cantidad de grasas, proteínas y micronutrientes esenciales que necesita el organismo. Lo ideal es ingerirlas de forma moderada, como máximo unos 250 ml por día, y dentro de una dieta equilibrada y saludable.

Además, les recordaría que comer las frutas enteras ofrece una mejor nutrición, al aportar más fibras y una mayor sensación de saciedad.

Parte 3. Remedios naturales que ayudan a tratar la infertilidad

Los problemas de infertilidad en las mujeres pueden deberse al síndrome de ovario poliquístico, que hace que los ovarios no liberen un óvulo con regularidad o que este no sea saludable, o a una insuficiencia ovárica primaria, que ocurre cuando dejan de funcionar con normalidad antes de los 40 años. Otras posibles causas son la producción excesiva de prolactina, una obstrucción vaginal, daños en las trompas de Falopio, infecciones, inflamación pélvica y enfermedades de transmisión sexual. También la tuberculosis genital, la endometriosis, los pólipos o tumores benignos, las anomalías uterinas congénitas, el vaginismo y la estenosis cervical.

En los hombres, por su parte, la gran mayoría de las veces el inconveniente está en los testículos, que son los encargados de producir los espermatozoides y la testosterona, la hormona sexual masculina. Las lesiones, las infecciones, la radiación, la quimioterapia, las cirugías, el calor o ciertas enfermedades genéticas pueden dañarlos y afectar su funcionamiento.

Otros posibles motivos son la obstrucción de los conductos deferentes, las deficiencias hormonales, los problemas de eyaculación, las enfermedades crónicas, los tumores y la obesidad.

En ocasiones la infertilidad se debe al consumo de ciertos medicamentos o a la exposición a disruptores endocrinos. También existe un factor psicológico relacionado con las emociones y los sentimientos.

Junto con la terapia convencional, el uso de remedios naturales y plantas medicinales puede ayudar a tratarla. Para conocer más sobre este tema consultamos al Dr. Mario Vega Carbó, especialista en endocrinología, nutrición y medicina familiar, quién en la actualidad se desempeña en el Centro Médico Santa Fe y en el Consultorio Vega & Vado.

-Doctor, ¿cuáles son los principales síntomas de la infertilidad?

Además de la incapacidad de concebir o de llevar un embarazo a término, en las mujeres son frecuentes las alteraciones menstruales, con ciclos demasiado largos (35 días o más) o cortos (menos de 21 días) o la ausencia de la misma. También puede haber dolor y malestar en la zona vaginal.

Por su parte, en los hombres son habituales las dificultades para eyacular, la reducción de la libido, la disfunción eréctil, el dolor o hinchazón en la zona de los testículos, la incapacidad de sentir olores, el crecimiento mamario anormal y la disminución del vello corporal.

-¿Cómo las plantas medicinales pueden ayudar en estos casos?

Estas hierbas pueden regular la producción hormonal, mejorar la circulación, fortalecer el sistema inmune y combatir el estrés y la depresión para facilitar la concepción.

Sin embargo, las mismas no sustituyen a los tratamientos médicos convencionales y solo deben ser utilizadas como un complemento de la terapia y bajo la orientación de un médico, ya que el hecho de que sean naturales o que se hayan empleado durante años de forma popular no quiere decir que sean seguras.

-¿Qué remedios naturales son los más utilizados por los pacientes con problemas de fertilidad?

Entre los más empleados se encuentran el comino negro, la hierba de cabra en celo o yinyanghuo, la maca andina, el panax ginseng, el sauzgatillo, la ashwagandha, el dong quai, el ñame silvestre, el abrojo o *Tribulus terrestris* y el astrágalo.

-¿Cómo ayuda el comino negro a estos pacientes?

Las semillas de esta planta se utilizan en forma habitual para curar los dolores de cabeza y de muelas, y la congestión nasal. Además se ha comprobado que la ingesta de su aceite aumenta el número de espermas y su motilidad en hombres infértiles.

La dosis recomendada es de 2,5 mL de aceite, 2 veces al día durante 2 meses. Su uso no causa grandes efectos secundarios, aunque algunas personas pueden presentar sarpullido, dolor estomacal o vómitos.

-¿Qué es la hierba de cabra en celo y para qué se la utiliza?

Bajo este nombre se agrupan distintas clases de hierbas, conocidas también como yinyanghuo, que en la medicina china se emplean para tratar problemas de rendimiento sexual en el hombre, como la disfunción eréctil, la eyaculación precoz y la falta de deseo.

Las mismas contienen sustancias químicas que podrían aumentar el flujo sanguíneo y mejorar la función sexual, aunque se necesitan más estudios para confirmar su eficacia. Su uso en general se considera seguro, aunque en dosis altas puede provocar mareos, vómitos y problemas respiratorios.

-¿Y la maca andina?

Esta raíz que crece en el altiplano se emplea para tratar la infertilidad masculina, aumentar el deseo sexual, regular problemas hormonales y la ausencia de períodos menstruales.

Algunos estudios muestran que su ingesta 2 veces al día durante al menos 3 meses mejora la disfunción sexual en mujeres que toman antidepresivos e incrementa la cantidad de semen y el recuento de espermatozoides en hombres sanos, además de generar un efecto afrodisíaco. La maca contiene muchas vitaminas y nutrientes y su uso por hasta 4 meses también se considera seguro.

-¿Para qué sirve el panax ginseng?

Esta planta asiática se utiliza para mejorar las habilidades cognitivas y de la memoria y tratar los problemas de Alzheimer. Además su empleo parece mejorar la función sexual en hombres con disfunción eréctil y el deseo sexual en mujeres, gracias a sus sustancias activas.

Su uso por menos de 6 meses es seguro, aunque puede provocar insomnio, dolor en los senos y diarrea, entre otros efectos secundarios.

-¿Y el sauzgatillo?

Esta planta se utiliza para regular los niveles hormonales y los ciclos menstruales, y aumentar la fertilidad en las mujeres. Se cree que la misma incrementa la ovulación y ayuda a reducir la prolactina y los excesos de estrógenos. Se utiliza en dosis de 100 a 300 mg al día y por lo general no provoca efectos secundarios relevantes, aunque en algunos casos se han reportado náuseas y reacciones dermatológicas.

-¿Cómo ayuda la ashwagandha a estos pacientes?

De este arbusto se emplean la raíz y las bayas para hacer medicamentos. En general se la utiliza para tratar el estrés. Además ciertas investigaciones señalan que podría mejorar la calidad del espermatozoide y el recuento espermático en los hombres infértiles.

También hay evidencia preliminar de que su ingesta durante 2 meses aumenta el interés y la satisfacción en mujeres, ayuda a la regulación hormonal y reduce la eyaculación precoz y la disfunción eréctil.

Su uso por vía oral es seguro cuando se realiza por un máximo de 3 meses, ya que no se conocen sus efectos a largo plazo. En la mayoría de los casos se emplean 250 mg después de las comidas. En dosis altas puede causar diarrea y dolor estomacal.

-¿Y el dong quai?

La raíz de esta planta se utiliza para tratar las afecciones del ciclo menstrual, la infertilidad en las mujeres y la eyaculación precoz en los hombres. Se dice que su uso equilibra los niveles de estrógenos y mejora las tasas de implantación del embrión, aunque a la fecha no hay evidencia científica que lo respalde. Se emplea en dosis de entre 100 y 150 mg por día.

-¿Qué es el ñame silvestre?

Es una planta que contiene diosgenina, una sustancia química que en el laboratorio se convierte en diversos esteroides. Por ello se la utiliza como una alternativa natural a la terapia con estrógenos para problemas menstruales y de infertilidad, y signos relacionados con la menopausia como la sequedad vaginal. Sin embargo no hay evidencia científica clara que garantice su eficacia.

Por otro lado, también se cree que podría aumentar la energía y el deseo sexual en hombres y mujeres, al tener un efecto afrodisíaco. Su empleo se considera seguro, aunque en grandes cantidades puede provocar vómitos y dolores estomacales.

-¿Y el astrágalo?

Es una hierba cuya raíz se utiliza para fines medicinales. Existen indicios de que su empleo ayuda a prevenir los ciclos menstruales irregulares y la amenorrea, y a mejorar el recuento y movilidad espermática. Se lo usa en dosis de hasta 60 g al día, por un máximo de 4 meses.

-¿Para qué se usa el abrojo o Tribulus terrestris?

Esta planta herbácea se emplea para aumentar la virilidad masculina y el rendimiento físico. Hay algunos indicios de que incrementa la potencia sexual y los niveles de testosterona en los hombres y mejora el recuento y la movilidad de los espermatozoides.

Su extracto se usa en dosis de entre 200 y 450 mg. Sin embargo no se aconseja en personas con problemas de próstata, hipertensión, diabetes o niveles de colesterol elevados.

-¿Es seguro utilizar estos remedios naturales?

Estas hierbas y plantas no están reguladas como los fármacos tradicionales y no precisan someterse a pruebas estrictas para colocarse a la venta. Por ello hay que ser muy cuidadosos a la hora de utilizarlas.

Muchas de estas hierbas pueden ser tóxicas si se consumen en dosis altas o causar interacciones con otros fármacos. Además su uso no se recomienda en ancianos, niños, embarazadas y lactantes, y en pacientes que van a pasar por una cirugía.

-¿Dónde se consiguen estos remedios naturales?

Estos remedios se venden en supermercados, tiendas de alimentos naturales y dietéticas, y de forma online a través de internet.

-¿Qué consejos le daría a una persona que va a comenzar a utilizar hierbas naturales?

Antes de comprar cualquier producto le recomendaría buscar información en sitios no comerciales, como organismos gubernamentales e institutos de salud, y consultar a su médico. También revisar las etiquetas para conocer todos los ingredientes y desconfiar de los que ofrecen resultados exagerados o milagrosos.

Por otro lado, para evitar efectos secundarios es importante que comiencen su utilización en dosis pequeñas e ir subiendo la cantidad en forma gradual hasta que el organismo se acostumbre. Frente a cualquier síntoma, deben dejar de tomarlas.

EPÍLOGO

Las técnicas de fertilización asistida han sido muy estudiadas desde su creación, hace más de veinte años, sin embargo, aún se sabe muy poco sobre el impacto psicológico que pueden tener en una pareja.

Según los datos de la Sociedad Española de Fertilidad (SEF), entre el 25% y el 65% de las parejas sometidas a tratamientos de reproducción experimentan por lo menos alguna vez, síntomas clínicos de culpa, baja autoestima, desesperanza, ansiedad, depresión y estrés.

Esto lleva a generar mucha tensión en la pareja, sobre todo en el género femenino, quien comienza a juzgar su cuerpo por no tener la misma capacidad de las otras mujeres.

Los hombres también experimentan frustración y los sentimientos antes descritos, pero no se identifican tanto con ellos, sino que los interpretan como una situación más que están afrontando.

¿Cómo afrontar emocionalmente la infertilidad?

Lidiar con la ansiedad, angustia, frustración y el miedo no es sencillo, pero la evasión no es la solución más efectiva, como tampoco lo es guardar silencio, ignorar a la pareja o descargar toda la carga emocional en un solo miembro.

Al igual que sucede en la mayoría de problemas de pareja, la clave es la comunicación, en primer lugar, para poder expresar los sentimientos y miedos, y en segundo lugar para encontrar una posible solución.

Un embarazo natural no es la única forma de conseguir un hijo, existen diversas técnicas de reproducción asistida y en última instancia, está la adopción.

Enfrentarse con éxito a la infertilidad

La clave para afrontar la infertilidad es tomar una actitud positiva y proactiva, que incluye:

No descuidar la relación de pareja, piensa que la otra parte también experimenta lo mismo que tú.

Busca información acerca de tus posibilidades.

Evita pensar constantemente en el problema, esta actitud solo genera estados de ánimo cada vez más negativos.

Lleva a cabo las acciones que están en tu control, como una dieta balanceada, ejercicio y dejar de fumar.

No te culpes, la infertilidad no es un acto voluntario y no eres la única persona en el mundo en esta condición.

Evita las conversaciones con terceros sobre la infertilidad, en ocasiones las personas son imprudentes en sus comentarios porque no han estado en una situación semejante.

No te rindas.

Existen muchas opciones para lograr una gestación saludable gracias a los avances de la ciencia y la medicina, que serán tus principales aliados para lograr el hijo que tanto esperas.

REFERENCIAS BIBLIOGRAFICAS

Referencias de la Sección 1

(1) Chavarro JE, Rich-Edwards JW, Rosner BA, Willett WC. A prospective study of dietary carbohydrate quantity and quality in relation to risk of ovulatory infertility. Eur J Clin Nutr 2009;63(1):78-86

(2) Chavarro JE, Rich-Edwards JW, Rosner BA, Willett WC. Protein intake and ovulatory infertility. Am J Obstet Gynecol 2008;198(2):210.e1-210.e7.

(3) Attaman JA, Toth TL, Furtado J, Campos H, Hauser R, Chavarro JE. Dietary fat and semen quality among men attending a fertility clinic. Hum Reprod 2012;27(5):1466-74.

(4) María Jesús Cancelo Hidalgo (2018) Milk as a health vehicle in pregnancy and lactation. Nutr Hosp. 2019 Aug 27;36(Spec No3):44-48. doi: 10.20960/nh.02807.

(5) Hifa Gulru Caglar, Sahabettin Selek, Fatmanur Koktasoglu, Ismail Koyuncu, Metin Demirel, Alime Sarikaya, Sedat Meydan (2019) Efecto de Camellia sinensis, Hypericum perforatum y Urtica dioica sobre la lesión renal y hepática inducida por tetracloruro de carbono en ratas. Cell Mol Biol (Noisy-le-grand). 30 de junio de 2019; 65 (5): 79-86.

(6) Szostak-Wegierek D. Nutrition and fertility. Med Wieku Rozwoj 2011;15(4):431-6.

(7) Mendiola J, Torres-Cantero AM, Vioque J, Moreno-Grau JM, Ten J, Roca M, et al. A low intake of antioxidant nutrients is associated with poor semen quality in patients attending fertility clinics. Fertil Steril 2010;93(4):1128-33.

Referencias de la Sección 2

Jakubowicz, D.J., Barnea, M., Wainstein, J., &Froy, O. (2013). Effects of caloric intake timing on insulin resistance and hyperandrogenism in lean women with polycystic ovary syndrome. Clinicalscience, 125 9, 423-32.

Çekici, H., &Akdevelioğlu, Y. (2019). The association between trans fatty acids, infertility and fetal life: a review. Human fertility (Cambridge, England), 22(3), 154–163. https://doi.org/10.1080/14647273.2018.1432078

J.E. Chavarro, J.W. Rich-Edwards, B. Rosner, W.C. Willett, A prospective study of dairy foods intake and anovulatory infertility, Human Reproduction, Volume 22, Issue 5, May 2007, Pages 1340–1347, https://doi.org/10.1093/humrep/dem019

Gaskins, A. J., Mumford, S. L., Zhang, C., Wactawski-Wende, J., Hovey, K. M., Whitcomb, B. W., Howards, P. P., Perkins, N. J., Yeung, E., Schisterman, E. F., &BioCycle Study Group (2009). Effect of daily fiber intake on reproductive function: the BioCycle Study. The American journal of clinical nutrition, 90(4), 1061–1069. https://doi.org/10.3945/ajcn.2009.27990

Chavarro, J. E., Rich-Edwards, J. W., Rosner, B. A., & Willett, W. C. (2008). Protein intake and ovulatory infertility. American journal of obstetrics and gynecology, 198(2), 210.e1–210.e2107. https://doi.org/10.1016/j.ajog.2007.06.057

Feiby L Nassan, Yu-Han Chiu, Jose C Vanegas, Audrey J Gaskins, Paige L Williams, Jennifer B Ford, Jill Attaman, Russ Hauser, Jorge E Chavarro, EARTH Study Team, Intake of protein-rich foods in relation to outcomes of infertility treatment with assisted reproductive technologies, The American Journal of Clinical Nutrition, Volume 108, Issue 5, November 2018, Pages 1104–1112, https://doi.org/10.1093/ajcn/nqy185

Çekici, H., &Akdevelioğlu, Y. (2019). The association between trans fatty acids, infertility and fetal life: a review. Human fertility (Cambridge, England), 22(3), 154–163. https://doi.org/10.1080/14647273.2018.1432078

Gaskins, A. J., Afeiche, M. C., Wright, D. L., Toth, T. L., Williams, P. L., Gillman, M. W., Hauser, R., &Chavarro, J. E. (2014). Dietary folate and reproductive success among women undergoing assisted reproduction. Obstetrics and gynecology, 124(4), 801–809. https://doi.org/10.1097/AOG.0000000000000477

Wendie A. Robbins, Lin Xun, Leah Z. FitzGerald, Samantha Esguerra, Susanne M. Henning, Catherine L.

Carpenter, Walnuts Improve Semen Quality in Men Consuming a Western-Style Diet: Randomized Control Dietary Intervention Trial, Biology of Reproduction, Volume 87, Issue 4, 1 October 2012, 101, 1–8, https://doi.org/10.1095/biolreprod.112.101634

Eggert, J., Theobald, H., &Engfeldt, P. (2004). Effects of alcohol consumption on female fertility during an 18-year period. Fertility and sterility, 81(2), 379–383. https://doi.org/10.1016/j.fertnstert.2003.06.018

Mikkelsen EM, Riis AH, Wise LA, Hatch EE, Rothman KJ, Cueto HT, et al. Alcohol consumption and fecundability: prospective Danish cohort study. BMJ [Internet]. 2016;354. Disponible en: https://www.bmj.com/content/354/bmj.i4262

Seeds, sunflower seed kernels, dried. FoodData Central. U.S. Department of Agriculture. Published April 1, 2020.

Albert Salas-Huetos, MònicaBulló, Jordi Salas-Salvadó, Dietary patterns, foods and nutrients in male fertility parameters and fecundability: a systematic review of observational studies, Human Reproduction Update, Volume 23, Issue 4, July-August 2017, Pages 371–389, https://doi.org/10.1093/humupd/dmx006

Gao, J., He, X., Ma, Y., Zhao, X., Hou, X., Hao, E., Deng, J., & Bai, G. (2018). Chlorogenic Acid Targeting of the AKT PH Domain Activates AKT/GSK3β/FOXO1 Signaling and Improves Glucose Metabolism. Nutrients, 10(10), 1366. https://doi.org/10.3390/nu10101366

Pieczyńska, J., &Grajeta, H. (2015). The role of selenium in human conception and pregnancy. Journal of trace elements in medicine and biology : organ of the Society for Minerals and Trace Elements (GMS), 29, 31–38. https://doi.org/10.1016/j.jtemb.2014.07.003

Brillo, E., & Di Renzo, G. C. (2015). Chocolate and other cocoa products: effects on human reproduction and pregnancy. Journal of agricultural and food chemistry, 63(45), 9927–9935. https://doi.org/10.1021/acs.jafc.5b01045

Robbins WA, Xun L, Fitzgerald LZ, Esguerra S, Henning SM, Carpenter CL. Las nueces mejoran la calidad del semen en hombres que consumen una dieta de estilo occidental: ensayo de intervención dietética de control aleatorio .BiolReprod. 2012; 87 (4): 101. doi: 10.1095 / biolreprod.112.101634

Pandey, A. K., Gupta, A., Tiwari, M., Prasad, S., Pandey, A. N., Yadav, P. K., Sharma, A., Sahu, K., Asrafuzzaman, S., Vengayil, D. T., Shrivastav, T. G., &Chaube, S. K. (2018). Impact of stress on female reproductive health disorders: Possible beneficial effects of shatavari (Asparagus racemosus). Biomedicine & pharmacotherapy = Biomedecine&pharmacotherapie, 103, 46–49. https://doi.org/10.1016/j.biopha.2018.04.003

Lans, C., Taylor-Swanson, L., & Westfall, R. (2018). Herbal fertility treatments used in North America from colonial times to 1900, and their potential for improving the success rate of assisted reproductive technology.

Reproductive biomedicine & society online, 5, 60–81. https://doi.org/10.1016/j.rbms.2018.03.001

Shahin, A. Y., Ismail, A. M., & Shaaban, O. M. (2009). Supplementation of clomiphene citrate cycles with Cimicifuga racemosa or ethinyl oestradiol--a randomized trial. Reproductive biomedicine online, 19(4), 501–507. https://doi.org/10.1016/j.rbmo.2009.06.007

Shahin, A. Y., Ismail, A. M., Zahran, K. M., &Makhlouf, A. M. (2008). Adding phytoestrogens to clomiphene induction in unexplained infertility patients--a randomized trial. Reproductive biomedicine online, 16(4), 580–588. https://doi.org/10.1016/s1472-6483(10)60465-8

Ambiye, V. R., Langade, D., Dongre, S., Aptikar, P., Kulkarni, M., &Dongre, A. (2013). Clinical Evaluation of the Spermatogenic Activity of the Root Extract of Ashwagandha (Withaniasomnifera) in Oligospermic Males: A Pilot Study. Evidence-based complementary and alternative medicine :eCAM, 2013, 571420. https://doi.org/10.1155/2013/571420

Ahmad, M. K., Mahdi, A. A., Shukla, K. K., Islam, N., Rajender, S., Madhukar, D., Shankhwar, S. N., & Ahmad, S. (2010). Withaniasomnifera improves semen quality by regulating reproductive hormone levels and oxidative stress in seminal plasma of infertile males. Fertility and sterility, 94(3), 989–996. https://doi.org/10.1016/j.fertnstert.2009.04.046

Chandrasekhar, K., Kapoor, J., &Anishetty, S. (2012). A prospective, randomized double-blind, placebo-controlled study of safety and efficacy of a high-concentration full-spectrum extract of ashwagandha root in reducing stress and anxiety in adults. Indian journal of psychological medicine, 34(3), 255–262. https://doi.org/10.4103/0253-7176.106022

Andrade, C., Aswath, A., Chaturvedi, S. K., Srinivasa, M., &Raguram, R. (2000). A double-blind, placebo-controlled evaluation of the anxiolytic efficacy ff an ethanolic extract of withaniasomnifera. Indian journal of psychiatry, 42(3), 295–301.

Abarikwu, SO, Onuah, CL, Singh, SK. Plants in the management of male infertility. Andrologia. 2020; 52:e13509. https://doi.org/10.1111/and.13509

Shin, B. C., Lee, M. S., Yang, E. J., Lim, H. S., & Ernst, E. (2010). Maca (L. meyenii) for improving sexual function: a systematic review. BMC complementary and alternative medicine, 10, 44. https://doi.org/10.1186/1472-6882-10-44

Alcalde, A. M., & Rabasa, J. (2020). Does Lepidium meyenii (Maca) improve seminal quality?.Andrologia, 52(10), e13755. https://doi.org/10.1111/and.13755

Vale FBC, Zanolladias de souza K, Rezende CR, Geber S. Eficacia de Tribulus Terrestris para el tratamiento de mujeres premenopáusicas con trastorno del deseo sexual hipoactivo: un ensayo aleatorizado, doble ciego, controlado con placebo .Gynecol Endocrinol. 2018; 34 (5): 442-445. doi: 10.1080 / 09513590.2017.1409711

Arentz, S., Abbott, J.A., Smith, C.A. et al. Herbal medicine for the management of polycystic ovary syndrome (PCOS) and associated oligo/amenorrhoea and hyperandrogenism; a review of the laboratory evidence for effects with corroborative clinical findings. BMC Complement Altern Med 14, 511 (2014). https://doi.org/10.1186/1472-6882-14-511

Khaki A. (2015). Effect of Cinnamomum zeylanicumon on Spermatogenesis. Iranian Red Crescent medical journal, 17(2), e18668. https://doi.org/10.5812/ircmj.18668

Gaskins, A. J., &Chavarro, J. E. (2018). Diet and fertility: a review. American journal of obstetrics and gynecology, 218(4), 379–389. https://doi.org/10.1016/j.ajog.2017.08.010

Chavarro, J. E., Rich-Edwards, J. W., Rosner, B. A., & Willett, W. C. (2008). Use of multivitamins, intake of B vitamins, and risk of ovulatory infertility. Fertility and sterility, 89(3), 668–676. https://doi.org/10.1016/j.fertnstert.2007.03.089

Abdullah M, Jamil RT, Attia FN. Vitamin C (Ascorbic Acid) [Updated 2021 Jun 15]. In: StatPearls [Internet]. Treasure Island (FL): StatPearls Publishing; 2021 Jan-. Available from: https://www.ncbi.nlm.nih.gov/books/NBK499877/

Ahmadi, S., Bashiri, R., Ghadiri-Anari, A., &Nadjarzadeh, A. (2016). Antioxidant supplements and semen parameters: An evidence based review. International journal of reproductive biomedicine, 14(12), 729–736.

Butts, S. F., Seifer, D. B., Koelper, N., Senapati, S., Sammel, M. D., Hoofnagle, A. N., Kelly, A., Krawetz, S. A., Santoro, N., Zhang, H., Diamond, M. P., Legro, R. S., & Eunice Kennedy Shriver National Institute of Child Health and Human Development Reproductive Medicine Network (2019). Vitamin D Deficiency Is Associated With Poor Ovarian Stimulation Outcome in PCOS but Not Unexplained Infertility. The Journal of clinical endocrinology and metabolism, 104(2), 369–378. https://doi.org/10.1210/jc.2018-00750

Alzoubi, A., Mahdi, H., Al Bashir, S., Halalsheh, O., Al Ebbini, M., Alzarir, M., Al-Ahmar, K., Alfaqih, M., & Al-Hadidi, A. H. (2017). NORMALIZATION OF SERUM VITAMIN D IMPROVES SEMEN MOTILITY PARAMETERS IN PATIENTS WITH IDIOPATHIC MALE INFERTILITY. Acta endocrinologica (Bucharest, Romania : 2005), 13(2), 180–187. https://doi.org/10.4183/aeb.2017.180

Pieczyńska, J., &Grajeta, H. (2015). The role of selenium in human conception and pregnancy. Journal of trace elements in medicine and biology : organ of the Society for Minerals and Trace Elements (GMS), 29, 31–38. https://doi.org/10.1016/j.jtemb.2014.07.003

Grieger, J. A., Grzeskowiak, L. E., Wilson, R. L., Bianco-Miotto, T., Leemaqz, S. Y., Jankovic-Karasoulos, T., Perkins, A. V., Norman, R. J., Dekker, G. A., & Roberts, C. T. (2019). Maternal Selenium, Copper and Zinc Concentrations in Early Pregnancy, and the Association with Fertility. Nutrients, 11(7), 1609. https://doi.org/10.3390/nu11071609

Qazi, I. H., Angel, C., Yang, H., Zoidis, E., Pan, B., Wu, Z., Ming, Z., Zeng, C. J., Meng, Q., Han, H., & Zhou, G. (2019). Role of Selenium and Selenoproteins in Male

Reproductive Function: A Review of Past and Present Evidences. Antioxidants (Basel, Switzerland), 8(8), 268. https://doi.org/10.3390/antiox8080268

Allouche-Fitoussi, D. y Breitbart, H. (2020). El papel del zinc en la fertilidad masculina. Revistainternacional de cienciasmoleculares, 21 (20), 7796. https://doi.org/10.3390/ijms21207796

Grieger, J. A., Grzeskowiak, L. E., Wilson, R. L., Bianco-Miotto, T., Leemaqz, S. Y., Jankovic-Karasoulos, T., Perkins, A. V., Norman, R. J., Dekker, G. A., & Roberts, C. T. (2019). Maternal Selenium, Copper and Zinc Concentrations in Early Pregnancy, and the Association with Fertility. Nutrients, 11(7), 1609. https://doi.org/10.3390/nu11071609

Agarwal, A., Sengupta, P. &Durairajanayagam, D. Role of L-carnitine in female infertility. Reprod Biol Endocrinol 16, 5 (2018). https://doi.org/10.1186/s12958-018-0323-4

BeigiHarchegani, A., Irandoost, A., Mirnamniha, M., Rahmani, H., Tahmasbpour, E., &Shahriary, A. (2019). Possible Mechanisms for The Effects of Calcium Deficiency on Male Infertility. International journal of fertility & sterility, 12(4), 267–272. https://doi.org/10.22074/ijfs.2019.5420

Xu, Y., Nisenblat, V., Lu, C., Li, R., Qiao, J., Zhen, X., & Wang, S. (2018). Pretreatment with coenzyme Q10 improves ovarian response and embryo quality in low-prognosis young women with decreased ovarian reserve: a randomized controlled trial. Reproductive biology and endocrinology : RB&E, 16(1), 29. https://doi.org/10.1186/s12958-018-0343-0

Sharma, R., Biedenharn, KR, Fedor, JM y Agarwal, A. (2013). Factores de estilo de vida y salud reproductiva: tomar el control de su fertilidad. Biologíareproductiva y endocrinología: RB&E , 11 , 66. https://doi.org/10.1186/1477-7827-11-66

Dennett CC, Simon J. The Role of Polycystic Ovary Syndrome in Reproductive and Metabolic Health: Overview and Approaches for Treatment. diaspect. 1 de mayo de 2015;28(2):116.

O'Donovan G, Lee I, Hamer M, Stamatakis E. Association of "Weekend Warrior" and Other Leisure Time Physical Activity Patterns With Risks for All-Cause, Cardiovascular Disease, and Cancer Mortality. JAMA Intern Med. 2017;177(3):335–342. doi:10.1001/jamainternmed.2016.8014

Priskorn, L., Jensen, T. K., Bang, A. K., Nordkap, L., Joensen, U. N., Lassen, T. H., Olesen, I. A., Swan, S. H., Skakkebaek, N. E., &Jørgensen, N. (2016). Is Sedentary Lifestyle Associated With Testicular Function? A Cross-Sectional Study of 1,210 Men. American journal of epidemiology, 184(4), 284–294. https://doi.org/10.1093/aje/kwv338

Centers for Disease Control and Prevention. Lose weight . Updated February 13, 2018.

Copyright © 2022 Mario Vega Carbó

Todos los derechos reservados

Sobre el autor

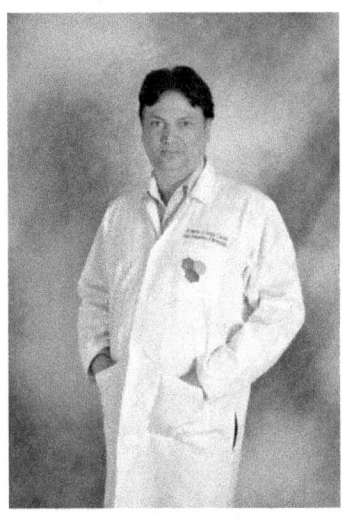

Dr. Mario Vega Carbó

Médico- Endocrinólogo

- ✓ Médico cubano graduado en 1994.
- ✓ Especialista en Endocrinología y Medicina Familiar.
- ✓ Máster en Longevidad y Ultrasonografía.
- ✓ Profesor de Fisiopatología Médica.
- ✓ Amante de hacer el bien, la familia y la naturaleza.

Dr. Mario Vega Carbó

Colección Endocrinología

Disponible en: amazon kindle

MEDICINA SALUDABLE 2022:

XII. Fertilidad e Infertilidad

La serie de **Medicina Saludable 2022** contiene una colección innovadora de textos con tres secciones: *Básico, Avanzado y Experto*. En cada título el autor, **Dr. Mario Vega Carbó,** recomienda alimentos, recetas, suplementos, rutinas de ejercicio, plantas medicinales y consejos para tratar de manera natural los problemas metabólicos y hormonales más comunes.

Otros libros de esta colección:

Medicina Saludable 2022:

- ✓ I. Colesterol y triglicéridos.
- ✓ II. Hígado graso.
- ✓ III. Hipertensión arterial.
- ✓ IV. Diabetes mellitus.
- ✓ V. Obesidad y sobrepeso.
- ✓ VI. Hipotiroidismo primario.
- ✓ VII. Tiroiditis de Hashimoto.
- ✓ VIII. Hipertiroidismo primario.
- ✓ IX. Osteopenia y osteoporosis.
- ✓ X. Cálculos renales.
- ✓ XI. Trastornos menstruales.
- ✓ XII. Ovarios poliquísticos.
- ✓ **XIII. Fertilidad e infertilidad.**
- ✓ XIV. Climaterio y menopausia.
- ✓ XV. Testosterona baja.

Otros Libros de Endocrinología

Disponible enlace en Amazon KDP: https://lnkd.in/eEMs5bJ

1. Una apuesta a la endocrinología natural.
http://rxe.me/GHRJ29
2. Respondo 1.500 preguntas sobre: Hormonas, metabolismo y nutrición.
http://rxe.me/BFCB11
3. Donde reina hormona...ficción basada en casos clínicos.
http://rxe.me/FY8PW1
4. S.O.S Tóxicos hormonales.
http://rxe.me/NB39TH
5. Develando mitos: Metabolismo, Endocrinología y Reproducción.
http://rxe.me/X54X2L
6. Hormonas, glándulas y enfermedades endocrinas. Su historia.
http://rxe.me/WH5B9S
7. Café, tabaco y alcohol: Sus trastornos metabólicos y hormonales.
http://rxe.me/X94J9Q
8. Alertas endocrinas.
http://rxe.me/PW28RS
9. Endocrinología 360: Volumen 1. Dietética, Metabolismo y Diabetes mellitus.
http://rxe.me/F6P81P
10. Endocrinología 360: Volumen 2. Tiroides, Paratiroides y Suprarrenales.
http://rxe.me/MNMXH6
11. Endocrinología 360: Volumen 3. Hipófisis, Ovarios y Testículos.
http://rxe.me/MY2R2F
12. Manual del nuevo coronavirus
https://www.amazon.com/gp/product/B08WK2HCK7/

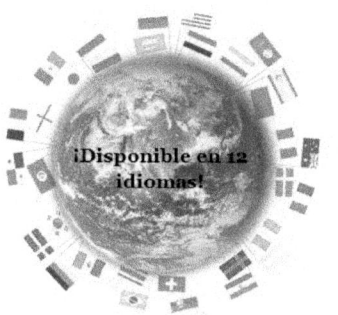

¡Disponible en 12 idiomas!

Español
Inglés
Portugués
Francés
Italiano
Holandés
Alemán
Ruso
Japonés
Mandarín
Hindi
Árabe

Formatos: eBook Kindle, Tapa Blanda y Audiolibros.
Disponible en: Amazon, Market Place de Facebook y Sitio web.

Presencia online

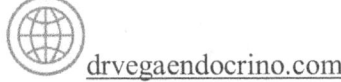 drvegaendocrino.com

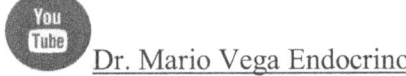 Dr. Mario Vega Endocrino

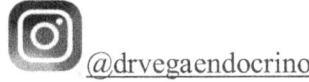 @drvegaendocrino

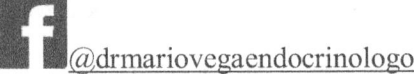 @drmariovegaendocrinologo

SINOPSIS

La reproducción es una parte fundamental del ciclo vital de todos los seres vivos del planeta. En el caso del hombre, se trata de un proceso complejo que mediante el acto sexual, fusiona el material genético masculino y femenino, transportado en los gametos (espermatozoide y ovocito), para dar origen a un nuevo ser.

Para algunas parejas, lograr un embarazo puede ser difícil de alcanzar, lo que produce angustia y conflictos emocionales en la relación. Los problemas que llevan a infertilidad pueden ser extensos y variados, desde enfermedades físicas como problemas metabólicos y hormonales, hasta condiciones mentales como ansiedad y estrés prolongados, que requieren acompañamiento médico y asesoría por especialistas para ser identificados y tratados.

Fertilidad e Infertilidad de la colección *Medicina Saludable 2022*, aborda los principales aspectos relacionados a la infertilidad masculina y femenina, las causas más comunes de estas alteraciones, enfocándose principalmente en cómo tratarlas mediante consejos naturales basados en dietas, suplementos, remedios naturales y ejercicios físicos específicos que prepararán tú cuerpo para la concepción y gestación.

Por su puesto, este ebook no reemplaza las orientaciones del profesional médico capacitado, sin embargo, es una herramienta más para ayudar a tratar la infertilidad, conseguir un embarazo y vivir una gestación saludable y exitosa.

www.ingramcontent.com/pod-product-compliance
Lightning Source LLC
Chambersburg PA
CBHW052345220526
45465CB00003BA/957